Bernd Faller

Lebenslanges lernen in der Pflege

Bernd Faller

Lebenslanges lernen in der Pflege

wie ein Rahmencurriculum entsteht

Lehrbuchverlag

Imprint
Any brand names and product names mentioned in this book are subject to trademark, brand or patent protection and are trademarks or registered trademarks of their respective holders. The use of brand names, product names, common names, trade names, product descriptions etc. even without a particular marking in this work is in no way to be construed to mean that such names may be regarded as unrestricted in respect of trademark and brand protection legislation and could thus be used by anyone.

Cover image: www.ingimage.com

Publisher:
Der Lehrbuchverlag
is a trademark of
Dodo Books Indian Ocean Ltd., member of the OmniScriptum S.R.L Publishing group
str. A.Russo 15, of. 61, Chisinau-2068, Republic of Moldova Europe
Printed at: see last page
ISBN: 978-620-0-44549-0

Danksagung

Im Rahmen meiner Weiterbildung im Masterstudiengang „Pädagogik für Pflegeberufe“ an der Fachhochschule Kärnten in Feldkirchen stellte sich das Verfassen der vorliegenden Masterthesis als die grösste Herausforderung heraus. Daher kann ich den unten genannten Personen, die mich in dieser Phase begleitet und unterstützt haben nicht genug danken.
Schon bei der Themenfindung traten erste Schwierigkeiten auf, in dieser Phase waren die Gespräche mit Dkfm. Prof. Dr. Erich Bächle sehr hilfreich, wofür ich mich an dieser Stelle herzlich bedanken möchte. Im Verlauf der Literaturrecherche hatte ich die Freude und Ehre mit Prof. Dr. Hugo Kremer von der Universität Padderborn in e-mail Kontakt zu treten, herzlichen Dank für die Literaturempfehlungen. Bedanken möchte ich mich auch für das zur Verfügung stellen umfangreicher Literatur bei Fr. Prof. Dr. Ellen Bögemann-Großheim ebenso wie bei Dr. Regina Klein, meiner Zweitbetreuerin, herzlichen Dank für die anregenden Literaturempfehlungen.
Bei meiner Erstbetreuerin Fr. Mag. (FH) Kriemhild Leitner bedanke ich mich für ihre unendliche Geduld während der Betreuungsgespräche, die umfangreichen Literaturempfehlungen und ihre konstruktive Kritik, liebe Kriemhild, an dieser Stelle - ganz herzlichen Dank.
Für das Korrekturlesen und die unzähligen anregenden Diskussionen möchte ich mich bei Fr. Julia Scheiflinger Bsc, Msc ganz herzlich bedanken. Vielen Dank für ihr offenes Ohr, wenn ich wieder einmal völlig verzweifelt war. Ebensolcher Dank gebührt meiner Schwägerin Dagmar Schöffmann, Sie hat mir mit ihrer jahrelangen Schreiberfahrung die Fertigstellung der Arbeit sehr erleichtert.
Bedanken möchte ich mich auch bei meinen Dienstgebern, Fam. Ing. Franz Bodner und Mag. Gisela Buchacher. Durch ihr Entgegenkommen wurde das berufsbegleitende Studium für mich erst möglich, an dieser Stelle – ganz herzlichen Dank.
Nicht zu vergessen, meine Familie. Während des Studiums war meine Zeit leider sehr begrenzt, herzlichen Dank für euer Verständnis. Und zu guter Letzt, meine Gattin Sigrid. Ihr kann ich gar nicht genug danken für ihre Geduld und ihr Verständnis, sie hat in den Jahren des Studiums alle Unannehmlichkeiten von mir fern gehalten und mich mit den Gesprächen und Kochkünsten am Leben erhalten.
Liebe Sigrid – ganz, ganz herzlichen Dank

Abstrakt

Die demografische Entwicklung - die Lebenserwartung steigt stetig - stellt die Gesundheits- und Sozialsysteme nicht nur in Österreich vor immer größere Herausforderungen. Mit dem Lebensalter steigt die Anzahl von Demenzkranken und damit der Bedarf an speziellen Versorgungsangeboten für Betroffene und Angehörige. In einer Weiterbildung soll der gehobene Dienst für Gesundheits- und Krankenpflege die entsprechenden Kompetenzen erwerben um geeignete Behandlungs- und Betreuungskonzepte zu entwickeln und umzusetzen. Die Förderung zur Entwicklung von Kompetenzen und der Fähigkeit des lebenslangen Lernens haben sich als Herausforderung an die Gestaltung von Curricula und deren Umsetzung in den Lehr/Lernsituationen an die Berufspädagogik herausgestellt. In Deutschland wurde das Lernfeldkonzept zur Curriculumskonstruktion eingeführt und handlungsorientierter Unterricht wird gefordert, um die geeigneten Rahmenbedingungen für kompetenzorientierte Ausbildungen zu schaffen. In Österreich steht für die Grundausbildung ein verbindliches, fächerstrukturiertes Curriculum zur Verfügung. Für Weiterbildungen müssen die Curricula von den Anbietern erstellt und durch die jeweilige Landesregierung genehmigt werden. Daher wird in der vorliegenden Arbeit der Entstehungsweg für ein Rahmencurriculum zur kompetenzorientierten Weiterbildung des gehobenen Dienstes für Gesundheits- und Krankenpflege im Bereich der Pflege bei Demenz dargestellt.

Als erste Hürde hat sich ein fehlendes Qualifikationsprofil herausgestellt, auf der Basis vorhandener Literatur wurde dieses erarbeitet. In einer Vielzahl von Studien (z.B. Schüßler 2004, DIE 2005) haben sich sogenannte „neue Lernformen“ als wirksam zur Förderung von Kompetenzen im Bereich der Erwachsenenbildung erwiesen. Eine entsprechende Umsetzung soll in der Weiterbildung durch selbstgesteuertes Lernen und kooperative Lernformen sichergestellt werden. Um Praxisnähe zu gewährleisten, wurde der Ansatz des „lernenden Curriculums“ von Rogalsky (2010) aufgegriffen und ein entsprechendes Rahmencurriculum entwickelt.

Schlüsselwörter:

Demenz, Weiterbildung, gehobener Dienst für Gesundheits- und Krankenpflege, Curriculumsentwicklung, selbstorganisiertes Lernen, lernendes Curriculum.

Abstract:

Demographic trends - life expectancy is increasing steadily - confront the health and social systems, not only in Austria, with ever greater challenges. With the age also the number of dementia patients and thus the need for special care services for patients and their relatives is rising. In a further education nurses should be fit out with adequate skills to develop and implement appropriate treatment- and support-strategies. Promotion of development of skills and the ability of lifelong learning have, in terms of professional education, emerged as challenges to design of curricula and their implementation in the teaching/learning situations. In Germany, the learning field concept introduced to curriculum design and action oriented education is required to create the appropriate framework for competency-based training. In Austria, for basic training a mandatory structured curriculum is available. For further education a curriculum has to be created by suppliers and approved by the respective State Government. The manner of origin of a curriculum framework for competency-based training of nurses in nursing patients with dementia is shown in this paper.
By studying existing literature a lack of qualifications has been found to be the first hurdle. A lot of studies (f.e. Schüssler 2004 DIE 2005) have proved the "neue Lernformen" being effectively to promote expertise in the field of adult education. A similar implementation is to ensure the continuous education through self-directed- and cooperative learning. In order to ensure vicinity to practice the approach of the “learning curriculum” of Rogalsky (2010) was taken up and an appropriate curriculum framework was developed.

Keywords:
dementia, further education, nurse, developing a curriculum, self-directed learning, learning curriculum

Abbildungsverzeichnis

Inhaltsverzeichnis

Abkürzungsverzeichnis

Abs.	Absatz
AJ	Ausbildungsjahr
Art.	Artikel
BGBl.	Bundesgesetzblatt
BMG	Bundesministerium für Gesundheit
BMGF	Bundesministerium für Gesundheit und Frauen
BMGFJ	Bundesministerium für Gesundheit, Familie und Jugend
BMFSJF	Bundesministerium für Familie, Senioren, Jugend und Frauen
CCIV	Competence Center integrierte Versorgung
DACUM	Developing a Curriculum
DIE	Deutsches Institut für Erwachsenenbildung
dip	Deutsches Institut für angewandte Pflegeforschung
DKMK	Deutsche Kultusministerkonferenz
DGN	Deutsche Gesellschaft für Neurologie
DGPPN	Deutsche Gesellschaft für Psychiatrie, Psychotherapie und Nervenheilkunde
EBN	evidence based nursing
EDV	Elektronische Datenverarbeitung
EG	Europäische Gemeinschaft
EQR	Europäischer Qualifikationsrahmen
EU	Europäische Union
FH-GuK-AV	Fachhochschul-Gesundheits- und Krankenpflege-Ausbildungsverordnung
FHR	Fachhochschulrat
FHStG	Fachhochschulstudiengesetz
GÖGmbH	Gesundheit Österreich GmbH
GuKG	Gesundheits- und Krankenpflegegesetz
GuKG-AV	Gesundheits- und Krankenpflege-Ausbildungsverordnung
GuK-WV	Gesundheits- und Krankenpflege-Weiterbildungsverordnung
ICD	International Classifikation of Deseases
ICN	International Counsil of Nurses
ICNP	International Classifikation of Nursing Practice
i.d.d.g.F.	in der derzeit gültigen Fassung
IQWiG	Instiut für Qualität und Wirtschaftlichkeit im Gesundheitswesen
KKR	Kasseler-Kompetenz-Raster
KMK	Kultusministerkonferenz
LFK	Lernfeldkonzept
LQW	Lernerorientierte Qualitätstestierung
NELE	Neue Unterrichtskulturen und Lernkonzepte durch berufliches Lernen in Lernfeldern
NQR	Nationaler Qualifikationsrahmen
ÖAG	Österreichische Alzheimergesellschaft
ÖBIG	Österreichisches Bundesinstitut für das Gesundheitswesen

ÖGKV	Österreichischer Gesundheits- und Krankenpflegeverband
PMU	Paracelsus Privatuniversität
PBL	Problem-based-learning
Pflh-AV	Pflegehilfe-Ausbildungsverordnung
RBS	Robert Bosch Stiftung
SELUBA	Steigerung der Effizienz neuer Lernkonzepte und Unterrichtsmethoden in der dualen Berufsausbildung
UE	Unterrichtseinheiten
UMIT	Privatuniversität für Gesundheitswissenschaften, medizinische Informatik und Technik
VMAS	Verein Morbus Alzheimer Syndrom
WHO	World Health Organisation
WIAD	Wissenschaftliches Institut der Ärzte Deutschlands

1. Einleitung

Bei der Evaluierung der Bildungssituation der Pflegeberufe in Österreich durch das Österreichische Bundesinstitut für das Gesundheitswesen (ÖBIG) kamen beim gehobenen Dienst für Gesundheits- und Krankenpflege unter anderem im Bereich der Versorgung spezieller Zielgruppen (z.B. Demenzkranker) erhebliche Wissens- und Kompetenzdefizite zum Vorschein. Als Folge wird ein Paradigmenwechsel von der Tätigkeitsorientierung hin zur Kompetenzorientierung und eine Fokussierung des Prinzips des lebenslangen Lernens in den Aus- und Weiterbildungen gefordert (ÖBIG, 2011, S. 1ff).

Lebenslanges Lernen und lernende Gesellschaft sind bereits seit den 1960er Jahren Themen von pädagogischen Diskussionen. Wiesner/Wolter (2005) nennen diese Begriffe die Antwort auf die sich immer rascher vollziehenden Veränderungen in allen gesellschaftlichen Lebensbereichen (Wiesner, Wolter, 2005, S. 10). Mit der Diskussion dieser Begriffe und der Schaffung des europäischen Qualifikationsrahmens (EQR) 2008, Inhalt sind acht kompetenzorientierte Referenzniveaus zur europaweiten Vergleichbarkeit von Ausbildungen, rückt der Kompetenzbegriff zunehmend in den Mittelpunkt. Wiesner/Wolter (2005) beschreiben die Entwicklung von Kompetenzen zum Erhalt der Beschäftigungsfähigkeit als den Motor der Lerngesellschaft (Wiesner/Wolter, 2005, S. 13). Im Zusammenhang mit Kompetenzen und lebenslangem Lernen, so Wiesner/Wolter (2005) weiter, wird die Unterrichtskultur, d.h. wie gelernt werden soll, immer mehr diskutiert und neue Lernformen (z. B. selbstgesteuertes Lernen) rücken ins Zentrum der Diskussionen. Dabei tritt an die Stelle vorweg aufbereiteter Lerninhalte die Nutzung der autodidaktischen Kompetenz der Lernenden (Wiesner/Wolter, 2005, S. 25f). Um dieser Entwicklung Rechnung zu tragen, wurde in Deutschland 1996 das Lernfeldkonzept (LFK) als curriculares Rahmenkonzept für die duale Berufsausbildung entwickelt und entsprechender, handlungsorientierter Unterricht wird gefordert, um den Erwerb von Kompetenzen zu fördern und die Auszubildenden zum lebenslangen Lernen zu befähigen (KMK, 2011, S. 12).

Für die Aus- und Weiterbildung der Pflegeberufe in Österreich ist, wie die Pflegeberichte (2006, 2007) und die Evaluationsergebnisse des ÖBIG (2011) zeigen, die Förderung entsprechender Kompetenzen bei den Lernenden in den Bildungseinrichtungen ebenfalls dringend geboten. Fehlende Kompetenzen der Pflegekräfte bescheinigt auch der von der Wiener Gebietskrankenkasse (WGKK) und dem Competence Center für integrative Versorgung (CCIV) 2009 herausgegebene „Erste Österreichische Demenzbericht“. Dringend

gefordert werden darin unter anderem ein Ausbau von Betreuungsangeboten und die Intensivierung der Aus- und Weiterbildung von ProfessionistInnen und ehrenamtlich Tätigen (CCIV, 2009a, S. 97).
Die Prävalenz von Demenzerkrankungen und die zu erwartende zukünftige Entwicklung unterstreichen die Aktualität dieser Problematik. Derzeit leiden lt. Demenzbericht (2009) etwa 1,15 bis 1,27 Prozent der Gesamtbevölkerung in Österreich an Demenz, das entspricht ca. 100.000 Betroffenen. Bis 2050 ist mit einem Anstieg der Erkrankungen auf 235.000 bis zu 290.000 zu rechnen (CCIV, 2009a, S. X).
Demenzerkrankungen stellen, wie in den folgenden Kapiteln gezeigt wird, weniger ein medizinisches Problem, sondern vielmehr ein Aufgabengebiet für die Pflege, insbesondere für den gehobenen Dienst für Gesundheits- und Krankenpflege dar. Diese Herausforderungen an den gehobenen Dienst, die Kritik des ÖBIG (2011) und die Forderungen aus dem Demenzbericht (2009) werden in der vorliegenden Arbeit aufgegriffen.

1.1 Zielsetzung

Das ÖBIG (2011) empfiehlt in seinen Reformansätzen den Aufbau von kompetenzvertiefenden Spezialisierungen in Form von Weiterbildungen, unter anderem im Bereich der Pflege von alten Menschen (ÖBIG, 2011, S. 23). Dieser Empfehlung folgend soll der gehobene Dienst für Gesundheits- und Krankenpflege in einem entsprechenden Weiterbildungslehrgang befähigt werden die oben genannten Herausforderungen zu bewältigen. Die Entwicklung der Curricula für Weiterbildungen im Pflegebereich obliegt in Österreich den Anbietern. In der vorliegenden Arbeit wird der Entstehungsweg eines kompetenzorientierten Curriculums am Beispiel der Pflege bei Demenz dargestellt und diskutiert.
Zum Erwerb entsprechender Kompetenzen in beruflichen Aus- und Weiterbildungen haben sich selbstgesteuertes, selbstorganisiertes Lernen und kooperative Lernformen, wie eine Vielzahl von Studien zeigen (z.B. Schüßler 2004, DIE 2005), als besonders geeignet erwiesen. Nach der Beschreibung der KMK (2011) wird durch das Lernfeldkonzept und der Verlagerung der Curriculumsarbeit an die Bildungseinrichtungen handlungsorientierter Unterricht und damit der Einsatz genannter Lehr/Lernformen im besonderen Masse gefördert. Daher soll untersucht werden, ob und inwieweit das Lernfeldkonzept der KMK (2011) geeignet ist in einer Weiterbildung die Anwendung entsprechender

Unterrichtsmethoden zu unterstützen. Daraus ergeben sich für die vorliegende Arbeit folgende Fragestellungen:

1. Welche Fähigkeiten, Fertigkeiten und Kompetenzen des gehobenen Dienstes für Gesundheits- und Krankenpflege sind für die professionelle Pflege und Betreuung von Demenzkranken in Österreich erforderlich?
2. Wie kann der Erwerb dieser Voraussetzungen in einer Weiterbildung sichergestellt werden?

Der Weiterbildungslehrgang soll die TeilnehmerInnen befähigen, die spezielle Situation von Menschen mit Demenz individuell, bezogen auf die PatientInnen, KlientInnen, BewohnerInnen, deren Angehörige und das jeweilige Setting zu analysieren und auf der Basis neuester, wissenschaftlicher Erkenntnisse geeignete Mittel und Methoden auszuwählen, um eine, an die Bedingungen angepasste optimale Versorgung und Betreuung sicherzustellen. Zusätzlich sollen die AbsolventInnen die Koordination der beteiligten Professionen und die Versorgung der Betroffenen mit entsprechenden Hilfsmitteln und Therapien übernehmen, dazu wird, als Teil der vorliegenden Arbeit ein entsprechendes Qualifikationsprofil entwickelt.

1.2 Aufbau der Arbeit

Nach der Darstellung der Ausgangslage, Inhalt ist die Erhebung des Bedarfs an einer Weiterbildung des gehobenen Dienstes für Gesundheits- und Krankenpflege im Bereich „Pflege bei Demenz" und der derzeit vorherrschenden Aus- und Weiterbildungssituation im Kapitel 2, folgt im Kapitel 3 eine Begriffsklärung. Die Grundlagen zur Curriculumsentwicklung für eine Weiterbildung sind Inhalt des 4. Kapitels. Im 5. Kapitel werden das Lernfeldkonzept der KMK und für die Arbeit relevante Ergebnisse von wissenschaftlich begleiteten Modellversuchen zur Implementierung in die duale Berufsausbildung dargestellt. Die Besonderheiten in der Planung von Lehr/Lernsituationen im Bereich der Erwachsenenbildung werden im 6. Kapitel beschrieben. Die Entwicklung eines Qualifikationsprofiles und damit die Darstellung der zu erwerbenden Kompetenzen im Weiterbildungslehrgang sind Inhalt des 7. Kapitels. Im 8. Kapitel wird das Rahmencurriculum vorgestellt. Anschließend wird die Arbeit im 9. Kapitel zusammengefasst und die Ergebnisse diskutiert.

2. Ausgangslage

Bei der Darstellung der Ausgangslage sind für die vorliegende Arbeit zwei Bereiche zu unterscheiden. Zum Einen die Prävalenz und die derzeitige und in Zukunft zu erwartende Versorgungssituation von Demenzkranken und die Folgen für Betroffene, Angehörige und Betreuende woraus sich der Bedarf an einer entsprechenden Weiterbildung für den gehobenen Dienst für Gesundheits- und Krankenpflege ergibt. Zum Zweiten die Rahmenbedingungen zur Planung und Durchführung eines Weiterbildungslehrganges in diesem Bereich.

Als Grundlage zur Darstellung der Situation von Demenzerkrankungen und deren Auswirkungen auf das Handlungsfeld Pflege dient der Erste Österreichische Demenzbericht (2009), herausgegeben von der Wiener Gebietskrankenkasse und dem Competence Center für integrative Versorgung. Zusammengestellt wurde der Bericht in Zusammenarbeit mit dem Bundesministerium für Gesundheit (BMG), dem Österreichischen Bundesinstitut für das Gesundheitswesen (ÖBIG), dem Bundesinstitut für Qualität im Gesundheitswesen (BIQG), der Wirtschaftsuniversität Wien (WU), dem Österreichischen Gesundheits- und Krankenpflegeverband (ÖGKV) und einer Vielzahl von Vertretern aus namhaften Institutionen aus dem Bereich des Gesundheits- und Sozialwesens in Österreich.

2.1 Die Demenz und die Auswirkungen auf das Handlungsfeld Pflege

Dementielle Erkrankungen stellen auf Grund der altersdemographischen Entwicklung der Bevölkerung nicht nur in Österreich ein immer stärker ins Zentrum der Diskussionen um die zukünftige Versorgung von alten Menschen rückendes Thema dar. Die Wahrscheinlichkeit, an Demenz zu erkranken steigt mit zunehmenden Alter, die Morbiditätsrate von über 85-jährigen liegt bereits bei 30 % (CCIV, 2009a, S. 22), erschwerend dazu verläuft diese chronische Erkrankung häufig progressiv und führt schlussendlich zum Tod (CCIV, 2009a, S. X). Der Erste Österreichische Demenzbericht (2009) gibt einen Überblick über die aktuellen Entwicklungen und die Versorgungssituation Demenzkranker in Österreich und identifiziert darauf aufbauend aktuelle Problembereiche. Für den Zeitpunkt der Erhebungen (2008) werden etwa 100.000 Betroffene genannt, dies entspricht einer Verdoppelung seit 1960, bis 2050 werden 270.000 bis 290.000 Erkrankungen vorhergesagt (CCIV, 2009a, S. X). Genaue Prävalenzdaten liegen derzeit nicht vor (CCIV, 2009a, S. 13). Im Zusammenhang mit der Gesamtzahl der Pflegegeldbezieher in Österreich, für Ende 2008 werden von der Statistik

Austria 483.481 Betroffene genannt (Statistik Austria, 2010, S. 56), ist auch diese Zahl nicht unbeträchtlich. Zusätzlich führt das Demenzhandbuch des ÖBIG (2008) und der Demenzbericht (2009) die Erkrankung als Hauptgrund zur Heimeinweisung und als Hauptverursacher von Pflegebedürftigkeit an (ÖBIG, 2008, S. 9f, CCIV, 2009, S. 12). In den folgenden Abschnitten wird das Krankheitsbild vorgestellt und die Auswirkungen auf das Handlungsfeld der Pflege beschrieben.

2.1.1 Die Erkrankung Demenz

Die Erkrankung Demenz wird in der ICD-10 Klassifikation als Syndrom auf Grund einer fortschreitenden Erkrankung des Gehirnes mit kognitiven Einschränkungen ohne Beeinträchtigung des Bewusstseins definiert. Dieses Syndrom kommt als Folge von bisher etwa 50 bekannten Krankheiten vor und gilt als typische Alterserkrankung (CCIV, 2009a, S. 3). Unterschieden werden primäre und sekundäre Demenzen, wobei bei der primären Demenz eine direkte Schädigung des Gehirngewebes vorliegt, sekundäre Demenzen durch pathologische Geschehnisse und physiologische Störungen ausgelöst werden. Weiters werden degenerative und nicht degenerative Verlaufsbilder unterschieden. Als häufigste Demenzform tritt die Alzheimer-Demenz auf (60 – 80% aller Erkrankungen), eine degenerative Form. Diese Form der Erkrankung ist im Verlauf begleitet vom Verlust kognitiver und geistiger Fähigkeiten, Orientierungslosigkeit, Verlust der Sprach- und Kommunikationsfähigkeit. In der Folge treten motorische Einschränkungen, Inkontinenz und gestörte Nahrungsaufnahme sowie Persönlichkeitsveränderungen auf, zusätzlich reagieren die Betroffenen auf Pflegemaßnahmen häufig mit Feindseligkeit und Gewalt.

Unterschieden werden bei allen Demenzformen vier Stadien der Erkrankung die vom fallweisen Unterstützungsbedarf bis zur Notwendigkeit einer dauerhaften Betreuung und Beaufsichtigung führen (CCIV, 2009a, S. 9). Größter Risikofaktor an Demenz zu erkranken, ist das Alter, gefolgt von kardiovaskulären Erkrankungen und einer Depression (CCIV, 2009, S. 25ff). Die Diagnostik erfolgt über Tests (z.B. Midi-Mental State Examination, Uhrentest), bildgebende Verfahren (CT, MRT) und ev. einer Liquoruntersuchung (CCIV, 2009a, S. 30ff). Die Diagnose erfolgt meist erst sehr spät (3 bis 5 Jahre nach Krankheitsbeginn) und es liegt die Vermutung nahe, dass bei 30% der Betroffenen eine falsche Diagnose gestellt wird (CCIV, 2009a, S. 88). Zur Behandlung werden in einer Vielzahl von Konsensuspapieren verschiedenste, größtenteils medikamentöse Therapien empfohlen.

Für den Bereich der Pflege liegt lt. Demenzbericht (2009) ein großer Bedarf an Information und Unterstützung für Betroffene und Betreuende vor (CCIV, 2009a, S. 37). Als besondere Herausforderung für Pflegende hat sich der Umgang mit Verhaltensauffälligkeiten erwiesen, da sich, wie Bartholomeycik et al. (2006) aufzeigen, Pflegende dabei häufig angegriffen fühlen, dies zu Frustration, Angst und Ärger führt und eine Distanzierung vom Betroffenen zur Folge hat (Bartholomeycik et al., 2006, S. 9). Höwler (2011) nennt solche Situationen den häufigen Ausgangspunkt für den Einsatz von körpernahen Fixierungen, was wiederum, wie Zegelin (2005) belegen konnte, zu vermehrter Bettlägerigkeit führt (Zegelin, 2005, S. 285) und damit steigt das Risiko von Folgeerkrankungen (wie z.B. Dekubitus, Pneumonie, Thrombose usw.). Dies hat einerseits die Verschlechterung der Situation der Betroffenen und andererseits den Anstieg der Betreuungskosten zur Folge.
Zwar liegen ausreichend Ergebnisse für die Wirksamkeit von medikamentösen Therapien vor jedoch werden nur etwa 30% der Erkrankten (CCIV, 2009a, S. 64) medikamentös behandelt, eine entsprechende Diagnose wird erst nach 3 bis 5 Jahren gestellt und zudem häufig eine Falsche (CCIV, 2009a, S. 88). Dies könnte die stark unterschiedliche Prävalenz von herausforderndem Verhalten in stationären Einrichtungen erklären, diese liegt, wie Bartholomeycik et al. (2006) belegen, zwischen 11% bis 93% (Bartholomeycik et al., 2006, S. 9), für den häuslichen Bereich liegen in diesem Zusammenhang keine Daten vor.

2.1.2 Die Auswirkungen auf das Handlungsfeld Pflege

Da, abgesehen von medikamentösen Therapien keine wirksamen, medizinischen Interventionsmöglichkeiten zur Verfügung stehen um der beschriebenen Problematik zu begegnen, ist der gehobene Dienst für Gesundheits- und Krankenpflege gefordert entsprechende Konzepte zur Versorgung und Betreuung von Demenzkranken zu erarbeiten und umzusetzen. Etwa 75% bis 80% der Demenzkranken werden von pflegenden Angehörigen betreut (CCIV, 2009b, S. 20), entsprechende Unterstützungsangebote zur Vermeidung einer Heimeinweisung werden im Demenzbericht (2009) gefordert (CCIV, 2009a, S. 209). Desweiteren wird eine strukturelle Unterversorgung, fehlende Krisenintervention, mangelnde Interdisziplinarität, mangelnde Vernetzung (CCIV, 2009a, 212ff) sowie fehlende innovative Betreuungsformen und eine unklare Kompetenzverteilung im Versorgungsbereich kritisiert (CCIV, 2009a, S. 88f). Das ÖBIG (2011) stellt dazu fest, dass der gehobene Dienst für Gesundheits- und Krankenpflege mit ausreichend gesetzlichen Kompetenzen ausgestattet wäre, um diesen interprofessionellen Wirkungsbereich auszufüllen

(ÖBIG, 2011, S. 4). Warum das bisher ausgeblieben ist, bleibt an dieser Stelle offen. Eine Verbesserung der Situation erwartet man sich beim ÖBIG (2011) durch die Verlagerung der Grundausbildung auf die Ebene der Fachhochschulen und Universitäten.

2.1.3 Professionalisierung der Pflegeberufe

Die Robert Bosch Stiftung (RBS) forderte in seinem Werk „Pflege neu denken" bereits 2001 für Deutschland umfassende Veränderungen im Bereich der Pflegeaus-, Fort- und Weiterbildungen um die Professionalisierung, d.h. die Arbeit als gleichwertiger Partner im Gesundheitswesen der Pflegekräfte zu ermöglichen. Dazu führte die RBS (2001) aus, dass Handlungsautonomie einen gesellschaftlichen Auftrag erfordert sowie Profilbildung und eine Grenzziehung des eigenen Wirkens notwendig macht und wenn Pflegende als gleichwertige Partner mitwirken wollen, muss multiprofessionelles Lernen und Handeln eingeübt werden (RBS, 2001, S. 45). Zur Verwirklichung dieser Forderungen und die Professionalisierung voranzutreiben definiert die RBS (2001) drei grundlegende Aufgabenfelder der Pflege, ein patienten/klientenbezogenes (primäres), ein organisationsbezogenes (sekundäres) und ein gesellschaftsbezogenes (tertiäres) Aufgabenfeld (RBS, 2001, S. 61). Weiter nennt das RBS (2001) in ihrem Zukunftsmodell drei bis vier Qualifikationsstufen, von der Pflegefachperson I bis III mit der Ausbildung an Pflegeschulen bis zu Universitäten (RBS, 2001, S. 56).

In Österreich sollten mit der Gesetzgebung von 1997 und der Schaffung des eigenverantwortlichen Tätigkeitsbereiches für den gehobenen Dienst für Gesundheits- und Krankenpflege entsprechende Rahmenbedingungen zur Verfügung gestellt werden, um die genannten Herausforderungen zu bewältigen. Warum trotz dieser Gegebenheiten entsprechende Angebote auf dem Gebiet der Versorgung von Demenzkranken fehlen, kann derzeit jedoch nicht beantwortet werden, das ÖBIG (2011) vermutet auf der Basis der Evaluationsergebnisse eine unzureichende Handlungskompetenz der Pflegekräfte, und das, obwohl in den geltenden Gesetzen die Sicherstellung des Erwerbs entsprechender Fähigkeiten und Fertigkeiten als Ausbildungsziele dezidiert gefordert sind. Es ist anzunehmen, dass die mangelhafte Kompetenz (wie bereits aus dem Pflegebericht 2006 hervorgeht) den Grund dafür darstellt, dass im Demenzbericht (2009) ebenfalls die späte Akademisierung als eine der Ursachen für die fehlenden Angebote vermutet wird (CCIV, 2009b, S. 1).

Die vom ÖBIG (2011) vorgestellten Reformansätze der Bildungslandschaft der Gesundheits- und Krankenpflegeberufe sind durchaus mit den Empfehlungen der RBS (2001) vergleichbar, auch hier wird ein gestuftes Kompetenzmodell in den Ausbildungen empfohlen (ÖBIG, 2011,

S. 18). In diesen Reformansätzen soll in Zukunft der tertiär und generalistisch ausgebildete gehobene Dienst für Gesundheits- und Krankenpflege im Zentrum der Pflege stehen (ÖBIG, 2011, S. 15), dazu werden in der Ausbildungsverordnung (FHGuK-AV) die drei, beim RBS (2001) genannten Aufgabenfelder (primäres, sekundäres und tertiäres) dezidiert angeführt (BGBl. Nr. 200/2008, § 3).

Ob die derzeitigen Ausbildungsmodelle des gehobenen Dienstes auf tertiärer Ebene zu einer Verbesserung der Situation führen, bleibt abzuwarten, da diese Möglichkeit von Auszubildenden derzeit in Österreich noch wenig genutzt wird und daher kaum Pflegekräfte aus diesem Bereich im Berufsfeld tätig sind. Zwar sind in der FHGuK-AV die zu erwerbenden Kompetenzen, wie in Kapitel 2.2.4 dargestellt, ausführlich definiert, die Grundlage für die Ausbildung bildet auch hier das in den Krankenpflegeschulen geltende Curriculum des ÖBIG (2003). Im genannten Curriculum wird zum Erwerb der erforderlichen Kompetenzen handlungsorientierter Unterricht und selbstorganisiertes Lernen der SchülerInnen bereits seit neun Jahren ausdrücklich empfohlen, jedoch, wie die Evaluationsergebnisse (2011) zeigen, bisher scheinbar mit nur mäßigem Erfolg. Ob der Unterricht an den Empfehlungen vorbeigeht oder die genannten Methoden nicht zum gewünschten Erfolg führen, wäre in einer eigenen Untersuchung zu klären.

Zudem geht es zu wenig weit nur fehlende Kompetenzen beim gehobenen Dienst für Gesundheits- und Krankenpflege als alleinige Ursache für die im Demenzbericht (2009) angeführten Missstände verantwortlich zu machen. Wie Höhmann (2011) ausführt, sind gesellschaftliche Entwicklungen und fehlende finanzielle Ressourcen in die Überlegungen mit einzubeziehen (Kapitel 4.1). Wie dem Demenzbericht (2009) zu entnehmen ist, bestehen nur geringe finanzielle Anreize für das Management und die Betreiber von Einrichtungen und Institutionen entsprechende Konzepte in der Praxis umzusetzen (CCIV, 2009a, S. 189ff). Die Forderungen im Demenzhandbuch des ÖBIG (2008) gehen in dieselbe Richtung, wenn von einem Bedarf an niederschwelligen und finanzierbaren Hilfsangeboten gesprochen wird und dass vielerorts erst entsprechende Angebote geschaffen werden müssen. Dazu führt die RBS (2001) aus, dass für grundlegende Veränderungen im Versorgungsbereich auf politischer Ebene Mehrheiten gesucht werden müssen und im Ausbildungsbereich die Lernenden dahingehend zu befähigen sind. Das RBS (2001) stellt fest, dass *„Die Bereitschaft, sich berufspolitisch einzusetzen, kann geweckt werden, wenn Zusammenhänge [...] erkennbar werden."* und weiter *„[...] sollten die Lernenden befähigt werden, berufspolitisch zu diskutieren und zu argumentieren."* (RBS, 2001, S. 46). Diese Kompetenzen, sie sind im

Zusammenhang mit dem Aspekt der Gesundheitsförderung, wie in Kapitel 4.2 gezeigt wird, ebenfalls gefordert, sollten FachhochschulabgängerInnen ins Berufsfeld einbringen.

Eine intensive Auseinandersetzung mit den Professionalisierungsbestrebungen der Pflege würde an dieser Stelle den Rahmen der Arbeit sprengen und eine weitergehende Ursachenforschung für die genannte Fehl- und Unterversorgung von Demenzkranken in Österreich ist weder in der vorliegenden Arbeit noch in der Weiterbildung vorgesehen, vielmehr ist es das Ziel der Arbeit, ein Rahmencurriculum für eine Weiterbildung zu entwickeln, in der der gehobene Dienst die, zur Bewältigung der genannten Herausforderungen erforderlichen Kompetenzen erwerben soll.

2.1.4 Auswirkungen auf das individuelle Betreuungsverhältnis

Mit dem Ziel eine Heimeinweisung hintan zu halten und die Situation der Betroffenen und deren Angehörigen zu verbessern, wurden in einer Vielzahl von Studien (Metaanalyse des IQWiG 2009) die Wirkung von nicht-medikamentösen Therapien und damit eines der Aufgabengebiete des gehobenen Dienstes für Gesundheits- und Krankenpflege im eigenverantwortlichen Bereich untersucht. Die Ergebnisse zeigen, dass einige nicht-medikamentöse Ansätze die kognitive Leistungsfähigkeit erhöhen und zu einer spürbaren Verbesserung für die Betroffenen führen (IQWiG, 2009, S. 258) und ein Angehörigentraining die Aufnahme in eine stationäre Einrichtung verzögert (IQWiG, 2009, S. 278). Als Einschränkung zur genannten Metanalyse muss angeführt werden, dass es sich um eine Vergleichsanalyse zwischen medikamentöser und nicht-medikamentöser Therapie handelt und daher von ursprünglich 3549 Studien nur 33 in die engere Auswahl kamen (IQWiG, 2009, S. 32). Eine Überlegenheit einer nicht-medikamentösen gegenüber einer medikamentösen Therapie konnte in der genannten Analyse nicht nachgewiesen werden, jedoch konnte die positive Wirkung von einigen nicht-medikamentösen Interventionen empirisch belegt werden (IQWiG, 2009, S. 278). Auch die Österreichische Alzheimergesellschaft empfiehlt in ihrem Konsensusstatement 2010 eine kombinierte Therapie, im nicht-medikamentösen Bereich im Besonderen eine psychosoziale Aktivierung, da Studien eine Wirksamkeit derselben mit einer evidence von 1a und C belegen (ÖAG, 2010, S. 82f).

In einer vom Fonds Gesundes Österreich unterstützten und vom Verein Morbus Alzheimer Syndrom (VMAS) initiierten, in den Jahren 2002 bis 2005 durchgeführten Studie unter dem Motto „Gesund Länger Leben“ im Bezirk Gmunden in Oberösterreich kamen die Initiatoren zu den Ergebnissen, dass durch gezielt eingesetztes Training bei Demenzkranken der kognitive Abfall verlangsamt wird (VMAS, 2006, S, 54) und funktionale Fähigkeiten länger erhalten bleiben (VMAS, 2006, S. 57). Die genannte Studie wurde mit einer aus der Anfallstichprobe randomisiert ausgewählten Kontrollgruppe (RCT) durchgeführt.

Von Jänner bis Februar 2005 wurde in einem Pflegeheim mit 102 Einwohnern eine nicht-teilnehmende Beobachtung mit dem Ziel durchgeführt, das interaktive Geschehen im Pflegealltag zu beschreiben und die Bedeutung eines personenkonzentrierten Ansatzes in der Altenpflege zu ergründen (Höwler, 2007, S. 61f). Es konnte dargestellt werden, dass positive Interaktionen im Betreuungsverhältnis bedeutsam sind und Pflegende über Fähigkeiten der nonverbalen Kommunikation, des empathischen Verhaltens und sensorische Wahrnehmungsfähigkeit besitzen müssen (Höwler, 2007, S. 104).

Insgesamt zeigen empirische Ergebnisse, dass gezielte, professionelle nicht-medikamentöse Therapien in Kombination mit Medikamenten und entsprechenden biografischen Kenntnissen eine Verbesserung der Gesamtsituation für Demenzkranke und deren Angehörige bewirken.

In der geplanten Weiterbildung soll der gehobene Dienst für Gesundheits- und Krankenpflege befähigt werden, nicht nur die Versorgung und Betreuung von Demenzkranken im jeweiligen Setting (z.B. Pflegeheim) durch entsprechende Pflegepläne zu verbessern, sondern auch durch Entwicklung entsprechender Konzepte die genannten Herausforderungen aufzunehmen, Lösungsstrategien zu erarbeiten und umzusetzen. Die Grundlagen zur Durchführung eines entsprechenden Lehrganges bilden die im nächsten Abschnitt dargestellten Rahmenbedingungen zur Aus- und Weiterbildung der Pflegeberufe in Österreich.

2.2 Die Grundlagen der Aus- und Weiterbildung

Die Bedingungen für die Aus- und Weiterbildungen der Gesundheits- und Krankenpflegeberufe (gehobener Dienst für Gesundheits- und Krankenpflege und Pflegehilfe) sind im Gesundheits- und Krankenpflegegesetz (GuKG) und den dazugehörigen Ausbildungsverordnungen (GuKG-AV, Pflh-AV) gesetzlich verankert. Eine Regelung der Weiterbildungen erfolgt durch die Weiterbildungsverordnung (GuK-WV), verankert sind die Zielgruppen und die Lernziele. Für die Grundausbildung gelten verbindliche, vom ÖBIG (2003, 2004) erstellte Curricula, keine diesbezüglichen Vorgaben bestehen für Weiterbildungslehrgänge.

Um ein Curriculum für eine Weiterbildung zu entwickeln, ist es unumgänglich sich mit der geltenden Gesetzeslage und den in der Grundausbildung erworbenen Qualifikationen näher zu befassen, da Weiterbildungen zur Vertiefung und/oder Erweiterung derselben führen müssen. Dazu werden in den nachfolgenden Kapiteln die gesetzlichen Rahmenbedingungen zur Berufsausübung und der Ausbildung sowie das Curriculum der Grundausbildung der geplanten Zielgruppe dargestellt. Bei der Darstellung des Curriculums werden nicht die Inhalte der Unterrichtsfächer analysiert, für die vorliegende Arbeit ist vielmehr die didaktische und methodische Aufbereitung derselben relevant, um zu klären, welche Erfahrungen mit Lehr/Lernsituationen die TeilnehmerInnen in den Lehrgang mitbringen. In der Grundausbildung ist es erforderlich, entsprechendes Fachwissen zu vermitteln, darauf aufbauend zielt die Weiterbildung auf die Erweiterung der Handlungskompetenz bei den TeilnehmerInnen.

2.2.1 Der gehobene Dienst für Gesundheits- und Krankenpflege

Nach dem Gesundheits- und Krankenpflegegesetz ist der gehobene Dienst für Gesundheits- und Krankenpflege in Österreich berechtigt, seine Tätigkeit intra-, extramural oder freiberuflich auszuüben (BGBl. Nr. 108/1997, § 35). Die Statistik Austria nennt in ihrem Jahrbuch (2011) insgesamt rund 54.600 Beschäftigte im Bereich des gehobenen Dienstes für Gesundheits- und Krankenpflege in den österreichischen Krankenanstalten (Statistik Austria, 2011, S. 77). Keine zuverlässigen Daten liegen lt. ÖBIG (2007) und Statistik Austria (2011) über die Beschäftigtenanzahl im extramuralen Bereich vor (ÖBIG, 2007, S. 13, Statistik Austria, 2011, S. 76). Die Betätigungsmöglichkeiten in diesem Bereich erstrecken sich von Pflegeheimen über mobile Dienste, Behindertenbetreuungseinrichtungen, Ambulatorien, Rehabilitationseinrichtungen, im Dienstverhältnis zu niedergelassenen Ärzten bis hin zu Kur- und Badeanstalten.

Nach der Definition des GuKG „[…] *ist der gehobene Dienst für Gesundheits- und Krankenpflege der pflegerische Teil der gesundheitsfördernden, präventiven, diagnostischen, therapeutischen und rehabilitativen Massnahmen zur Erhaltung oder Wiederherstellung der Gesundheit und zur Verhütung von Krankheiten*" (BGBl. Nr. 108/1997, § 11).

Die Tätigkeit des gehobenen Dienstes gliedert sich in einen eigenverantwortlichen, einen mitverantwortlichen und einen interdisziplinären Bereich. Im eigenverantwortlichen Bereich ist der gehobene Dienst für Gesundheits- und Krankenpflege für die Diagnostik, Planung, Organisation, Durchführung und Kontrolle aller pflegerischen Maßnahmen im intra- und extramuralen Bereich, die Gesundheitsförderung und –beratung im Rahmen der Pflege, die Pflegeforschung und die Durchführung administrativer Aufgaben verantwortlich (GuKG, BGBl. Nr. 108/1997, § 14). Der mitverantwortliche Bereich umfasst die Durchführung diagnostischer und therapeutischer Maßnahmen nach ärztlicher Anordnung. Der gehobene Dienst ist berechtigt, nach Maßgabe ärztlicher Anordnung, Tätigkeiten weiter zu übertragen und die Aufsicht über deren Durchführung wahrzunehmen (BGBl. Nr. 108/1997, § 15). Der interdisziplinäre Tätigkeitsbereich umfasst jene Bereiche, die sowohl die Gesundheits- und Krankenpflege als auch andere Berufe des Gesundheitswesens betreffen. In diesem Bereich haben Angehörige dieser Berufsgruppe Vorschlags- und Mitentscheidungsrecht (BGBl. Nr. 108/1997, § 16). Im GuKG sind sieben Spezialaufgaben wie z.B. Intensivpflege oder Pflege im Operationsbereich, vier Bereiche für Lehraufgaben wie z.B. Lehrtätigkeit oder Leitung von Gesundheits- und Krankenpflegeschulen und zwei Bereiche für die Wahrnehmung von Leitungsaufgaben beschrieben (BGBl. Nr. 108/1997, § 17). Die erweiterten und speziellen Tätigkeitsbereiche für den gehobenen Dienst sind im GuKG dezidiert geregelt. Angehörige des gehobenen Dienstes für Gesundheits- und Krankenpflege sind berechtigt, ihren Beruf freiberuflich auszuüben und die Pflegehilfe zur Unterstützung heranzuziehen (BGBl. Nr. 108/1997, § 36). Die europaweite Anerkennung (inkl. der Schweiz als Nicht-EU-Mitglied) der Ausbildung erfolgt nach der Richtlinie 2005/36/EG der Europäischen Kommission (BGBl. Nr. 108/1997, § 28a). Der Grundausbildung ist das im nächsten Kapitel beschriebene Curriculum des ÖBIG (2003) zugrunde zu legen

2.2.2 Das Curriculum der Grundausbildung

In Österreich zählt die Entwicklung von Curricula für die Ausbildung der Pflegeberufe zu den zentralen Aufgaben des ÖBIG. 2003 wurde im Auftrag des Bundesministeriums für Gesundheit und Frauen (BMGF) ein neues, offenes und fächerstrukturiertes Curriculum für die Ausbildung des gehobenen Dienstes in allgemeiner Gesundheits- und Krankenpflege fertiggestellt. Der Entwicklungsprozess war geprägt von der Wandlung des Berufsbildes, ausgelöst durch die Gesetzgebung von 1997 vom medizinischen Assistenzberuf zur eigenständigen Profession (ÖBIG, 2003, S. 1). Auf weite Strecken schließt sich die vorliegende Arbeit dem Grundverständnis dieses Curriculums an, Abweichungen sind an der jeweiligen Stelle begründet.

Dem derzeit gültigen Curriculum liegen Überlegungen zum Bildungssektor, den Rechtsgrundlagen, den europäischen Richtlinien der Berufsgruppe, zur Zielgruppe, zum

Bedarf eines Curriculums, zu den Ressourcen für die Entwicklungsarbeit und zu den Zeitressourcen zugrunde (ÖBIG, 2003, S. 2). Auf der Grundlage der Gesetzgebung von 1997 (GuKG) und 1999 (GuK-AV) und einer Fragebogenerhebung aus dem Jahr 1999 hat sich das ÖBIG für ein offenes, fachorientiertes jedoch fächerübergreifendes Curriculum mit Integration der praktischen Ausbildung in Form eines Praxiskataloges entschieden (ÖBIG, 2003, S. 2). Die Vorgabe strukturierter, offen gehaltener Themen, Gewichtungsempfehlungen und offen lassen der Methodik gelten ebenso als Merkmal der Offenheit wie Vorgabe von Grobzielen mit taxativer Aufzählung von Inhalten, Empfehlungen von Methoden, Handlungszielen und Empfehlungen zur Beteiligung der Lernenden (ÖBIG, 2003, S. 3). Die Ausbildungsziele und die didaktischen Grundsätze sind durch die Gesetzgebung festgelegt und dienen als verpflichtende Grundlage für die Bildungsplanung und –ausführung auf Schul- und Unterrichtsebene (ÖBIG, 2003, S. 5).

Als Begründungsrahmen und Entscheidungsgrundlage für das Entwicklungsteam war es erforderlich, ein Leitbild für das Curriculum zu erstellen (ÖBIG, 2003, S. 8). Als Inhalte des Leitbildes wurden die drei Ebenen Basisphilosophie der Pflege, Pflegeverständnis und Bildungsverständnis herangezogen und definiert.

Die Basisphilosophie der Pflege, Inhalt sind die drei Elemente Menschenbild, Gesundheits- und Krankheitsverständnis und das Verständnis von Umwelt und Umgebung, bestimmt die Haltungen, die Handlungen und die Entscheidungen der Pflegenden (ÖBIG, 2003, S. 9). Ein ganzheitliches, individuelles Menschenbild mit unabdingbarem Recht auf Leben, Würde und freie Entfaltung, mit dem Bedürfnis des Eingebundenseins und auf Individualität, dessen Ausgeprägtheit durch soziale, kulturelle, spirituelle und wirtschaftliche Faktoren beeinflusst wird, bilden ebenso die Grundlage des Handelns in der Pflege wie die Förderung der Selbstbestimmung und die Achtung der Menschenwürde. Das Gesundheits-Krankheitsverständnis beruht in der Annahme, dass sich die beiden Zustände in einem dynamischen Prozess zwischen den Polen „gesund" und „krank" bewegen, wobei der Zustand des Befindens auf Grund der Systemdynamik offen bleibt und Gegenstand des individuellen Erlebens ist. Als Umwelt und Umgebung sind Faktoren zu verstehen, die die Ausdrucksweise beeinflussen und sich auf Bezugspersonen, Lebensumstände und die unmittelbare Umgebung beziehen. Jeder Mensch ist selbst Teil der Umwelt und beeinflusst diese. Krankheit versteht sich als Reiz auf innere und äußere Stressoren, um das „System Mensch" wieder ins Gleichgewicht zu bringen (ÖBIG, 2003, S. 9-10).

Das Pflegeverständnis beschreibt, was Pflegepersonen einer Berufsgruppe unter Pflege verstehen. Pflege definiert sich lt. ÖBIG (2003) beim gehobenen Dienst dadurch, dass er als eigenständiger Beruf und selbstständiger Teil des Gesundheitswesens eigenverantwortlich, mitverantwortlich und interdisziplinär tätig wird (ÖBIG, 2003, S. 12). Weiters ist Pflege Beziehungsarbeit auf Grund von Interaktion mit Anderen, ebenso wie pädagogisch beeinflusst, zielgerichtetes Handeln auf pflegetheoretischen Grundlagen, ein Prozess, der von soziokulturellen, gesellschaftlichen und wissenschaftlichen Entwicklungen beeinflusst wird und Ausdruck von Haltungen, Einstellungen, Werten und Normen einer Person, Gruppe oder Gesellschaft (ÖBIG, 2003, S. 13-14). Die Ziele der Pflege sind die Wiederherstellung, Förderung, Aufrechterhaltung und der Schutz der Gesundheit und Autonomie von Personen unter Berücksichtigung ihrer physischen, psychischen, mentalen und sozialen Bedürfnisse und Funktionen (ÖBIG, 2003, S. 14). Um diese Ziele zu erreichen, sind durch Pflegende unterschiedlichste Rollen zu erfüllen, zus. sind Fähigkeiten und Fertigkeiten wie beobachten, sich einfühlen, erkennen können und evaluieren können gefordert (ÖBIG, 2003, S. 15).

Das Bildungsverständnis als dritte Ebene des Leitbildes beschreibt, was lehrende Personen unter Bildung verstehen und beruht auf der Definition, dass Bildung ein Geprägtsein aufgrund von erworbenen Wissen und Erziehung darstellt und die bestmögliche Entwicklung erwünschter Fähigkeiten und Fertigkeiten im Sinne von formalen Schlüsselqualifikationen und fachspezifischer Fertigkeiten zum Ziel hat (ÖBIG, 2003, S. 16). Lehren und Lernen in Theorie und Praxis ist demnach: *„Ein ganzheitlicher Prozess, bei dem individuelle Lernstile, Erfahrungen und Ausgangssituationen Berücksichtigung finden und Rahmenbedingungen (Settings), Lern- und Arbeitsformen gesundheitsfördernd gestaltet werden, ein selbstgesteuerter Prozess, bei dem die Selbsttätigkeit und -verantwortung sowie Selbstorganisation der Lernenden im Mittelpunkt stehen, ein konstruktiver Prozess, bei dem an impliziten Wissensbeständen und Erfahrungen explizit angeknüpft und neues Handlungswissen (Wittneben 1999) entwickelt wird; dabei wird dem Lernenden die Fähigkeit und der Wille zum Lernen zugeschrieben und damit die Fähigkeit, die eigenen Lernbedürfnisse erkennen zu können (Scheidt 1994), ein situativer Prozess, im Rahmen dessen die individuelle Situation (aktuelle, konkrete, soziale, politische) der Lernenden zum Bezugspunkt des Lernens gemacht wird, sowie – ein sozialer Prozess, bei dem Kooperation und Dialog im Vordergrund stehen."* (Schwarz-Goevers, 1995, zit. in ÖBIG, 2003, S. 17). Als didaktische Ansätze nennt das ÖBIG (2003) Erfahrungsorientierung, Problemorientierung und Handlungsorientierung auf der Basis des Konstruktivismus, des Kognitivismus und der Tätigkeitstheorie (ÖBIG, 2003, S. 20).

Bei den didaktischen Prinzipien des Curriculums hat sich das Entwicklungsteam für die Folgenden entschieden:

- Vom Gesunden zum Kranken:
  Inhalt ist schwerpunktmäßig Gesundheitsförderung und die Prävention
- Vom Einfachen zum Komplexen:
  Dabei wird der schrittweise Aufbau vielfältiger Bezüge gefordert
- Vom Bekannten zum Unbekannten
  Aus Bekanntem werden Problemstellungen abgeleitet und Lösungen erarbeitet
- Vom Ich über das Du zum Wir
  Von der eigenen Gesundheit wird der Schwerpunkt schrittweise auf die Zielgruppen der Pflege verschoben.
- Struktur vor Detail
  Der Inhalt des Lerngegenstandes wird systematisch aufgebaut

(ÖBIG, 2003, S. 32-33).

Als Stufenmodell zur Beschreibung der zu erwerbenden Kompetenzen wurde das Modell von Benner (1994) mit Neuling, fortgeschrittene Anfänger und kompetent Pflegende in das Curriculum aufgenommen (ÖBIG, 2003, S. 33). Der Bildungsprozess ist ähnlich dem Pflegeprozess im Sinne der Handlungsorientierung zu gestalten. Die Entscheidung über die Feinziele und den Inhalt des Unterrichtes ist mit den Lernenden gemeinsam abzustimmen (ÖBIG, 2003, S. 18). In diesem Sinne erfolgt im ersten Schritt die Klärung des Bildungsauftrages, die Sammlung des Lehr- und Lernstoffes und die Information über die Rahmenbedingungen in Zusammenarbeit der Lernenden mit der Lehrkraft. Danach erfolgt selbstständig durch die Lernenden im zweiten Schritt eine Sach- und Bedingungsfeldanalyse, im Dritten die Festlegung der Unterrichtsziele, im Vierten die Unterrichtsplanung, im Fünften die Durchführung und zum Schluss, als sechster Schritt soll der Unterricht evaluiert werden, in diesen Phasen fungiert die Lehrkraft als Lernbegleiter (ÖBIG, 2003, S. 19).

Im Zusammenhang mit dem Curriculum wurde, mit dem Ziel ein praxisintegriertes Curriculum zu erarbeiten, ein Praxiskatalog erstellt. In diesem Katalog sind die zu erwerbenden Fähigkeiten, Fertigkeiten, Qualifikationen und Kompetenzen beschrieben, die am Ende der Ausbildung nachzuweisen sind. Der Praxiskatalog versteht sich als Leitlinie zur Ausgestaltung der 2480 Stunden umfassenden, fachpraktischen Ausbildung. Er soll zur Kontaktaufnahme der jeweiligen Lehrkräfte in Theorie und Praxis einladen, um Inhalte und Methoden abzustimmen.

Das vorliegende Curriculum für den theoretischen Unterricht gliedert sich in 21 Unterrichtsfächer mit insgesamt 2000 Unterrichtseinheiten (UE) aufgeteilt auf drei

Ausbildungsjahre (36 Monate) (ÖBIG, 2003, S. 88). Die Darstellung erfolgt in Tabellenform (Abb. 1), in den Spalten werden Ziele, Inhalte, Verweise und Kommentare angeführt.

Beispiel:

Die Auszubildenden können….

UE	Grobziel/Qualifikation	Themenschwerpunkt/Inhalt	Querverweis	Didaktischer Kommentar
10	Begriffe definieren und deren Bedeutung beschreiben	z.B. Definition und Bedeutung von Perzeption, Kognition usw.	z.B. Physiologie 1. AJ Soziologie 1. AJ Kommunikation	Im Fach Kommunikation ist der zentrale Bezugspunkt…usw.

Abbildung 1: Aufbau des Curriculums GuKP, Quelle: ÖBIG, 2003, adaptierte Darstellung

Die angegebenen Unterrichtseinheiten (UE) stellen die Gewichtung dar und sind als Empfehlung zu verstehen. Die Grobziele können operationalisiert werden, eine Konkretisierung erfolgt in den Schulen oder im Unterricht. Die Inhalte bzw. Themenschwerpunkte sind Empfehlungen auf Bundesebene und sollen als Orientierungshilfe dienen (ÖBIG, 2003, S. 89).

2.2.3 Die Grundausbildung an Gesundheits- und Krankenpflegeschulen

Im Schuljahr 2009/2010 wurde die Ausbildung zur Allgemeinen Gesundheits- und Krankenpflege in Österreich an 66 Gesundheits- und Krankenpflegeschulen angeboten und von 2528 SchülerInnen absolviert, im selben Zeitraum befanden sich insgesamt 11.563 SchülerInnen in Ausbildung (Statistik Austria, 2011, S. 381). Neben der allgemeinen Gesundheits- und Krankenpflege wurden zusätzlich an 14 Einrichtungen noch Lehrgänge für zwei spezielle Grundausbildungen, Kinder- und Jugendlichenpflege und psychiatrische Krankenpflege mit insgesamt 1728 SchülerInnen geführt (Statistik Austria, 2011, S. 381).
Die duale Grundausbildung für den gehobenen Dienst für Gesundheits- und Krankenpflege an den Krankenpflegeschulen umfasst mindestens 2000 Stunden Theorie (BGBl. Nr. 179/1999, § 15), 2480 Stunden praktische Ausbildung, 120 Stunden schulautonomer Bereich (BGBl. Nr. 179/1999, § 18) und dauert drei Jahre, dies entspricht der Richtlinie des Europäischen Parlamentes und des Rates (2005/36/EG, Art. 31). Voraussetzungen für die Aufnahme in die Ausbildung zum gehobenen Dienst für allgemeine Gesundheits- und Krankenpflege sind eine

entsprechende Vertrauenswürdigkeit, die gesundheitliche Eignung und der positive Abschluss der 10. Schulstufe (BGBl. Nr. 108/1997, § 54). Krankenpflegeschulen dürfen nur in Verbindung mit Krankenhäusern betrieben werden, die zur praktischen Ausbildung die erforderlichen Fachabteilungen oder sonstige Organisationseinheiten besitzen (BGBl. Nr. 108/1997, § 49). Von der Ausbildungseinrichtung ist eine Aufnahmekommission einzurichten, welche über die Aufnahme in den Ausbildungslehrgang entscheidet (GuKG, BGBl. Nr. 108/1997, § 55).

Als Ausbildungsziele nennt der Gesetzgeber unter anderem *„die Übernahme sämtlicher Tätigkeiten, die in das Berufsbild [...] fallen, Kenntnisse über den Aufbau, die Entwicklung und Funktion des menschlichen Körpers und der Psyche [...], die Ausrichtung nach einer wissenschaftlich anerkannten Pflegetheorie [...] sowie zielgerichtetes und eigenverantwortliches pflegerisches Handeln unter Bedachtnahme auf die beruflichen Kompetenzen, [...] Planung, Ausführung, Dokumentation und Evaluierung einer optimalen Pflege unter Berücksichtigung der physischen, psychischen und sozialen Aspekte des Lebens, [...] die Förderung kreativer Arbeit, Kommunikation und Kooperation in [...] relevanten Bereichen [...]"*

(BGBl. Nr. 179/1999, § 2).

Als didaktische Grundsätze legt der Gesetzgeber unter anderem fest:

- Prinzipien der Methodenvielfalt, der Lebensnähe, der Anschaulichkeit, der Schülerselbsttätigkeit und –selbstverantwortung. Dem Erarbeiten und Verstehen von grundlegenden Lehrinhalten ist gegenüber einer vielfältigen oberflächlichen Wissensvermittlung der Vorzug zu geben.
- Befähigung zur Erarbeitung neuer Lösungsmodelle und Anwendung vorhandener Hilfsmittel. Wahl einer Unterrichtsform, die den Schüler aktiv am Unterrichtsgeschehen und -ablauf teilnehmen lässt.
- Fächerübergreifender Unterricht sowie Seminare und Projekte sind unter Zuhilfenahme weiterführender Literatur durchzuführen, um die Schüler zu befähigen, komplexe Probleme zu erfassen, zu bearbeiten und zu lösen.
- Der Lehrplan soll als Rahmen dienen, der es ermöglicht, Neuerungen aus Pflege und Medizin in der Gesellschaft, Wirtschaft und Kultur zu berücksichtigen.

(BGBl. Nr. 179/1999, § 3).

Die praktische Ausbildung umfasst 2480 Stunden aufgeteilt auf Akutpflege operativ und konservativ, Langzeit- und rehabilitative sowie ambulante Pflege, Betreuung und Beratung

(ÖBIG, 2003, S. 47). In der praktischen Ausbildung sind unter Anleitung, Unterstützung und Kontrolle der Lehr- und Fachkräfte die theoretischen Lehrinhalte in die berufliche Praxis umzusetzen (BGBl. Nr. 179/1999, § 18). Um eine entsprechende Umsetzung zu gewährleisten, wurde durch das ÖBIG (2003) ein Praxiskatalog erstellt. Die SchülerInnen sind verpflichtet, über ihre praktische Ausbildung Aufzeichnungen zu führen (BGBl. Nr. 179/1999, § 19). Ein Teilpraktikum umfasst mindestens 160 Stunden an einer Institution (BGBl. Nr. 79/199, § 18) und ist durch eine entsprechende Fachkraft der Institution zu beurteilen (BGBl. Nr. 179/1999, § 27). Mindestens 2 Prozent der praktischen Ausbildung sind durch LehrerInnen für Gesundheits- und Krankenpflege zu vermitteln (BGBl. Nr. 179/1999, § 19).

Nach Abschluss der theoretischen und praktischen Ausbildung ist eine dreiteilige Diplomprüfung abzulegen (BGBl. Nr. 179/1999, § 37). Inhalt sind eine mündliche und eine praktische Diplomprüfung vor einer Kommission sowie die Abgabe einer schriftlichen Fachbereichsarbeit (BGBl. Nr. 179/1999, § 39).

2.2.4 Die Grundausbildung im tertiären Bereich

Seit 2008 besteht in Österreich die Möglichkeit, die Ausbildung zum gehobenen Dienst für Gesundheits- und Krankenpflege im tertiären Bereich an einer Fachhochschule zu absolvieren. Dazu wurde vom Gesetzgeber eine FH-Gesundheits- und Krankenpflege-Ausbildungsverordnung (FHGuK-AV, BGBl. Nr. 200/2008) erlassen. So ist es derzeit möglich in einem sechs semestrigen Studium am FH Campus Wien, an der FH Salzburg oder der FH Wiener Neustadt in Kooperation mit Krankenhäusern und Krankenpflegeschulen den Bachelor in health studies und das allgemeine Diplom für Gesundheits- und Krankenpflege zu erwerben. Die Aufnahmebedingungen entsprechen dem § 54 des GuKG, zusätzlich ist die allgemeine Hochschulreife (Matura) oder die Absolvierung einer Studienberechtigungsprüfung erforderlich. An der Paracelsus Privatuniversität Salzburg (PMU) und an der privaten Universität für Medizinwissenschaften, medizinische Informatik und Technik (UMIT) in Innsbruck werden ein sieben-semestriges Kombinationsstudium mit dem Abschluss Bachelor of sience und dem Diplom für allgemeine Gesundheits- und Krankenpflege angeboten. Die medizinische Universität Graz bietet ein acht-semestriges Studium mit dem Abschluss Bachelor of sience an, die Ausbildung zum gehobenen Dienst für Gesundheits- und Krankenpflege ist integrativer Bestandteil dieses Studiums und findet an Schulen für Gesundheits- und Krankenpflege statt. Die Gesetzgebung fordert von den

AbsolventInnen der Fachhochschulausbildung Fachkompetenz, sozialkommunikative Kompetenz, Selbstkompetenz und wissenschaftliche Kompetenz (BGBl. Nr. 200/2008, § 1). Die Mindestanforderungen der Ausbildung zum gehobenen Dienst in allgemeiner Gesundheits- und Krankenpflege im tertiären Bereich haben dem Gesetzgeber nach der Richtlinie der europäischen Kommission und des Rates 2005/36/EG (BGBl. Nr. 200/2008, § 2) zu entsprechen und sind damit den Anforderungen an den allgemeinen Gesundheits- und Krankenpflegeschulen gleichgestellt.

In den fachlichen Grundsätzen hat sich die Gesundheits- und Krankenpflege an verschiedene Zielgruppen, wie z.B. kranke und gesunde Menschen mit vorübergehenden oder dauerhaften Funktionsbeeinträchtigungen, an Familien an Gemeinden und an die Bevölkerung insgesamt zu wenden. Sie hat sich unter anderem am Pflegebedarf der Zielgruppe zu orientieren, soll gesundheitsfördernd, präventiv ebenso wie unterstützend, begleitend und palliativ wirken. Es wird ein primäres, sekundäres und tertiäres Aufgabenfeld beschrieben. Die Pflege soll den Beziehungsaspekt zwischen Individuum und Pflegeperson berücksichtigen und Zuwendung, Empathie und Intuition bewusst einsetzen, die Pflegequalität sichern und konzept- und theoriegeleitet anhand wissenschaftlicher Erkenntnisse stattfinden (BGBl. Nr. 200/2008, § 3). Um dieses Ziel zu erreichen, werden im FH-GuK-AV folgende didaktischen Grundsätze gefordert (Darstellung in gekürzter Form):

- Situations- und Handlungsorientierung
- Problembasiertes Lernen
- Selbstorganisiertes, selbstgesteuertes und eigenverantwortliches Lernen nach dem Prinzip des lebenslangen Lernens
- Exemplarisches Lernen
- Förderung der Schlüsselqualifikationen im Bereich der Kompetenzen
- Teamarbeit
- Fertigkeitentraining in sog. Lehrstationen
- Aufeinander aufbauende Verschränkung der theoretischen und praktischen Ausbildung
- Anwendung von Bewertungsmethoden zur Beurteilung der Kompetenzerreichung

(BGBl. Nr. 200/2008, § 4).

Im Gegensatz zur allgemeinen Ausbildung an Krankenpflegeschulen, verankert im GuK-AV, sind in den Anlagen der FHGuK-AV die zu erwerbenden Kompetenzen der AbsolventInnen ausführlich definiert. Die Fachkompetenz wird untergliedert in eine individuumbezogene

Fachkompetenz mit der Fähigkeit der Integration von Konzepten und Modellen nach kritischer Prüfung, wissenschafts- und forschungsbasierter Entscheidung, Handlung und Argumentation, Kenntnisse der Anatomie, Physiologie und Pathologie, Fähigkeit der Bezugnahme auf psychologische und soziologische Methoden, Erfüllung pädagogischer Aufgaben, Kenntnisse der normativen Ethik und Konfliktlösungsfähigkeit. Die organisationsbezogene Fachkompetenz bezieht sich auf die Fähigkeit, betriebswirtschaftliche und organisationsbezogene Kenntnisse im Beruf umzusetzen. Dazu gehören Case und Care Management ebenso wie EDV Kenntnisse und Grundlagen der Datenerhebung und -analyse. Die gesellschaftsbezogene Fachkompetenz beschreibt die Fähigkeit, die Strukturen des Gesundheits- und Sozialsystems zu erkennen und Lösungsmöglichkeiten in Problemfällen zu erarbeiten und umzusetzen (BGBl. Nr. 200/2008, Anlage 1).

Die sozialkommunikative und Selbstkompetenz erfordern die Fähigkeit zur Reflexion und interkulturellen Kooperation sowie Konfliktbewältigung und –erkennung. Selbstkompetenz erfordert die Fähigkeit zur Selbstreflexion und Umgang mit Kritik (BGBl. Nr. 200/2008, Anlage 2).

Weiters wird von den AbsolventInnen wissenschaftliche Kompetenz gefordert, diese beinhaltet evidence basierte Reflexion, Evaluation und Argumentation, die Formulierung von Hypothesen, Beurteilungsfähigkeit wissenschaftlicher Arbeiten, Fähigkeit zur Umsetzung evidencebasierter Leit- und Richtlinien und aktive Mitarbeit an der Pflegeforschung (BGBl. Nr. 200/2008, Anlage 3).

Die Mindestinhalte der Ausbildung im FH Bereich unterscheiden sich in einigen Punkten wesentlich von den Inhalten der Ausbildung an den Gesundheits- und Krankenpflegeschulen. Im Bereich Grundlagen der Pflegewissenschaft und Pflegeforschung wird im FH Bereich zusätzlich der Bereich Evidence based Nursing oder Research based Nursing angeführt. Das Fachgebiet Gesundheits- und Krankenpflege wird im FH Bereich auf fünf Teilgebiete verteilt (z.B. Theorie und Praxis der Gesundheits- und Krankenpflege insbesondere Pflegetheorien, Klassifikationssysteme, Spezielle Gesundheits- und Krankenpflege im Rahmen medizinischer Fachgebiete und Gesundheits- und Krankenpflege spezieller Zielgruppen) (BGBl. Nr. 200/2008, Anlage 4). Weitere, im Fächerkanon des Curriculums des ÖBIG (2003) nicht enthaltene Ausbildungsinhalte sind Gesundheits- und Krankenpflege im Gemeinwesen, Biophysik und Biochemie, Gesundheitswissenschaften und Qualitätsentwicklung, -sicherung und -management.

Die Überführung der Ausbildung zum gehobenen Dienst für Gesundheits- und Krankenpflege in den tertiären Bereich scheint auf Grund der Ergebnisse des Pflegeberichtes (ÖBIG, 2006), es wurden Kompetenzüberschreitungen der Hilfskräfte und Kompetenzunterschreitungen des gehobenen Dienstes festgestellt (ÖBIG, 2006, S. VI), und des festgelegten Kompetenzprofiles im GuKG erforderlich, und ist seit 2008 möglich, wird jedoch bisher nur vereinzelt genutzt (ÖBIG, 2011, S. 4). Der Fachhochschulstudienrat spricht in seinem Jahresbericht (2009) in diesem Zusammenhang von einer nicht zielführenden Entwicklung und empfiehlt die österreichweite Integration der Ausbildung des gehobenen Dienstes für Gesundheits- und Krankenpflege in den FH-Sektor (FHR, 2009, S. 9).

2.2.5 Die Weiterbildung

Angehörige des gehobenen Dienstes für Gesundheits- und Krankenpflege sind berechtigt, Weiterbildungen zu absolvieren und erhalten mit positivem Abschluss derselben die Berechtigung, Zusatzbezeichnungen zu führen (BGBl. Nr. 108/1997, § 64). Weiterbildungen dienen der Erweiterung und Vertiefung der, in der Grundausbildung erworbenen Kenntnisse und Fertigkeiten (BGBl. Nr. 453/2006, § 2) und haben inhaltlich den neuesten wissenschaftlichen Erkenntnissen aus der Pflegewissenschaft und den medizinischen Wissenschaften zu entsprechen (BGBl. Nr. 453/2006, § 11). Der Mindestumfang einer Weiterbildung hat 160 Stunden (BGBl. Nr. 453/2006, § 12) zu umfassen, eine positiv absolvierte Weiterbildung führt jedoch zu keinen Kompetenz- oder Rollenerweiterungen im Berufsleben (ÖBIG, 2011 S.9). Die Genehmigung von Weiterbildungslehrgängen erfolgt durch den Landeshauptmann/die Landeshauptfrau (BGBl. Nr. 108/1997, § 64). Der gehobene Dienst für Gesundheit- und Krankenpflege ist berechtigt, derzeit Weiterbildungen in 45 Bereichen zu absolvieren.

Mit der Gesetzgebung sollte ein flexibler Rahmen für die bedarfsorientierte Weiterbildung geschaffen werden, mit dem Ergebnis, dass eine Vergleichbarkeit der Qualität und der Inhalte über Landesgrenzen der Bundesländer hinaus nicht gegeben ist (ÖBIG, 2011, S. 9). Um eine Vergleichbarkeit herzustellen, werden vom BMG auf dessen Homepage Empfehlungen über die Inhalte und Dauer von neun Weiterbildungslehrgängen bereitgestellt unter anderem für basales und mittleres Management, Gesundheitsförderung am Arbeitsplatz, komplementäre Pflege und einige mehr[1], im Zusammenhang mit der vorliegenden Arbeit muss erwähnt

1 http://bmg.gv.at/home/Schwerpunkte/Berufe/Ausbildung_Weiterbildung/Weiterbildungen_fuer_Gesundheits_und_Krankenpflegeberufe Empfehlungen_des_Bundesministers_fuer_Gesundheit, Zugriff am 15.12.2011.

werden, dass für den Bereich der Pflege bei Demenz keine Empfehlungen durch das BMG abgegeben werden.

Im nachfolgenden Kapitel wird die zu erwartende Zielgruppe einer Weiterbildung näher beschrieben.

2.3 Beschreibung der Zielgruppe

Aus den bisher Dargestellten lässt sich erkennen, dass handlungsorientierter Unterricht mit einem hohen Schüleraktivitäts- und Selbstbestimmungsanteil an den Schulen für Gesundheits- und Krankenpflege bereits Alltag sein sollte. Inwieweit diese Empfehlungen umgesetzt werden kann an dieser Stelle nicht beantwortet werden. Für eine geplante Weiterbildung ist in jedem Fall mit einer sehr heterogenen Gruppe zu rechnen. Zum Einen wurde die Grundausbildung an einer Krankenpflegeschule oder einer Fachhochschule absolviert, zum Anderen kommen die TeilnehmerInnen aus unterschiedlichsten Settings (Krankenhaus, Pflegeheim, mobile Pflege) und aus unterschiedlichen beruflichen Positionen (Fachdienst, Führungskraft, Organisation, Management). Zusätzlich sind Berufserfahrungen im unterschiedlichsten Ausmaß vorhanden (ev. mehrere Jahrzehnte), sodass die Grundausbildung teilweise noch vor der Gesetzesreform für die Gesundheits- und Krankenpflege 1997 absolviert wurde und ein älteres Curriculum (vor 2003) der Ausbildung zugrunde lag. Eine Aussage über vorhandene Fähigkeiten, Fertigkeiten und Kompetenzen der TeilnehmerInnen wäre Spekulation und ist an dieser Stelle auch unmöglich, zudem konnte empirisch belegt werden (siehe Kapitel 5.2.3), dass die vorangegangene Schulbildung den Erwerb von Kompetenzen kaum beeinflusst, vielmehr hat sich das Alter der TeilnehmerInnen als wesentlicher Einflussfaktor erwiesen.

Dem Ziel der Weiterbildung folgend (Kapitel 7), werden von allen TeilnehmerInnen Kompetenzen in verschiedenen Bereichen in unterschiedlichem Ausmaß zu erwerben sein. Es kann davon ausgegangen werden, dass bereits erfahrungsbasiertes, fachsystematisches Vertiefungswissen (Kompetenzstufe 4 nach Rauner 1999, siehe Kapitel 3.2) bei den TeilnehmerInnen besteht und komplexe, nicht vorhersehbare Arbeitsaufgaben somit lösbar sind. Nach Schewior-Popp (2005) lässt sich „Problemlösen“ jedoch nicht schulen sondern bezieht sich immer auf konkrete Problemanforderungen (Schewior-Popp, 2005, S. 65) und diese sind im dargestellten Weiterbildungslehrgang definiert und in Lernfeldern bzw. Lernsituationen abgebildet. Als beste Voraussetzungen zur Entwicklung der Handlungskompetenz nennt Schewior-Popp (2005) das möglichst vollständige Erfassen der qualifikatorischen Anforderungen des zukünftigen Aufgabenfeldes und ein Aufbauen einer soliden Wissensbasis auf den aktuellen Inhalten des Fachbereiches (Schewior-Popp, 2005, S. 64f). Nach Behrens/Langer (2006) ist die Problemerkennung bzw. Problemanerkennung (Bedarf an Weiterbildung auf Grund der Versorgungssituation von Demenzkranken, Anm. des Verfassers) der entscheidende Faktor für das Gelingen einer Strategie (Erwerb der erforderlichen Kompetenzen in der Weiterbildung zur Erarbeitung von Lösungen, Anm. des Verfassers), denn mit Abschluss des Problem-Assessments ergeben sich nur wenige angemessene Strategien und Umsetzungen, *„[...] mit der Problemdefinition sind zugleich die Erfolgskriterien bestimmt"* (Behrens/Langer, 2006, S. 40) und das sollte auch für den dargestellten Weiterbildungslehrgang gelten.

3. Begriffsklärung

Lerntheorien und pädagogische Konzepte bilden die Grundlagen von Curriculumsentwicklungsprozessen und begründen sich auf dem Verständnis von Begrifflichkeiten. Um Missverständnissen vorzubeugen, werden die zentralen Begriffe der vorliegenden Arbeit in diesem Abschnitt erläutert.

3.1 Kompetenz/Handlungskompetenz

Kompetenz wird einerseits als Wissen und Können und andererseits als Zuständigkeit und Befugnis verstanden (Olbrich, 1999, zit. in ÖBIG, 2003, S. 29). Auch Mulder (2007) schreibt dem Begriff zwei grundlegende Bedeutungen zu, einerseits im Sinne von Verantwortung, die Genehmigung oder das Recht zu besitzen und andererseits die Fähigkeit (Kenntnisse und Fertigkeiten sowie Erfahrung) eine Leistung zu erbringen (Mulder, 2007, S. 8). Die zweite Bedeutung aufgreifend, definiert die EU (2008) Kompetenz als die „[…] *nachgewiesene Fähigkeit, Kenntnisse, Fertigkeiten sowie persönliche, soziale und methodische Fähigkeiten in Arbeits- oder Lernsituationen und für die berufliche und/oder persönliche Entwicklung zu nutzen"* (Empfehlung des europäischen Parlamentes und des Rates, 2008, S. C111/4). In diesem Zusammenhang definiert das ÖBIG (2003) Kompetenz als „[…] *erwiesene, individuelle Fähigkeit, das know-how, die Fähigkeiten und Fertigkeiten, Qualifikationen oder das erworbene Wissen zur Bewältigung sowohl üblicher als auch neuer beruflicher Situationen einzusetzen"* (ÖBIG, 2003, S. 31).

Kompetenzbereiche:

Kompetenzbereich	ÖBIG 2003	Schneider 2005	KMK 2011
Fachkompetenz (Schneider 2005, KMK 2011) Instrumentell-technische Kompetenz (ÖBIG 2003)	Fähigkeit und Bereitschaft, Aufgaben selbstständig, fachlich und methodisch richtig durchzuführen	Mit fachlichen Kenntnissen und Fertigkeiten kreativ Probleme lösen	auf der Grundlage fachlichen Wissens und Könnens Aufgaben und Probleme zielorientiert, sachgerecht, methodengeleitet und selbstständig zu lösen
Methodenkompetenz (Schneider 2005, KMK 2011), methodische Fachkompetenz (ÖBIG 2003)	Probleme selbstständig bearbeiten und lösen	Instrumentell selbstorganisiertes Problemlösen durch geistiges Vorwegdenken	Selbstständig Lösungswege erarbeiten
Sozialkompetenz (Schneider 2005, KMK 2011), sozial-kommunikative Kompetenz (ÖBIG 2003)	Fähigkeit sich mit anderen auseinanderzusetzen und sich gruppen- und beziehungsorientiert zu verhalten	Fähigkeit, sich mit anderen kreativ auseinanderzusetzen, sich gruppen- und beziehungsorientiert zu verhalten	Fähigkeit, soziale Beziehungen zu leben und zu gestalten und sich mit Anderen rational und verantwortungsbewusst auseinander zu setzen
Personale Kompetenz (Schneider 2005), Selbstkompetenz (KMK 2011), sozial-kommunikative Kompetenz (ÖBIG 2003)	Kritikfähigkeit, Konfliktfähigkeit, Empathie, Rollendistanz, Frustrationstoleranz, Gesprächs- und Beratungsfähigkeit	Fähigkeit der Selbstreflexion sowie Werthaltung und Motive	Eigenschaften wie Selbstständigkeit, Kritikfähigkeit, Selbstvertrauen, Zuverlässigkeit, Verantwortungs- und Pflichtbewusstsein.
Kommunikative Kompetenz (Schneider 2005, KMK 2011), sozial-kommunikative Kompetenz (ÖBIG 2003)	sich mit anderen unabhängig von Alter, Geschlecht, Herkunft, Bildung usw. verantwortungsbewusst auseinanderzusetzen, sich gruppen- und beziehungsorientiert zu verhalten.	Eigene Absichten und Bedürfnisse sowie die der Partner wahrnehmen und darstellen können	eigene Absichten und Bedürfnisse sowie die der Partner wahrzunehmen, zu verstehen und darzustellen
Lernkompetenz (Schneider 2005, KMK 2011), Methodische Fachkompetenz (ÖBIG 2003)	Anwendung von Lerntechniken und geistigen Arbeitstechniken und die Fähigkeit, sich Zugang zu Informationsquellen zu schaffen, um diese dann auch im Sinne von selbstorganisiertem und lebenslangem Lernen zu nutzen.	Lerntechniken nutzen und entsprechend weiter zu entwickeln	im Beruf und über den Berufsbereich hinaus Lerntechniken und Lernstrategien zu entwickeln und diese für lebenslanges Lernen zu nutzen.

Abbildung 2: Kompetenzbereiche, eigene Darstellung

Als Ziel der beruflichen Ausbildung wird der Begriff Kompetenz durch den Begriff Handlungskompetenz abgelöst. Schneider (2005) bezeichnet Handlungskompetenz als die Fähigkeit, in komplexen Situationen fachgerecht und verantwortungsbewusst zu handeln und seine Handlungsmöglichkeiten ständig weiter zu entwickeln (Schneider, 2005, S. 90).

Handlungskompetenz ist, nach der KMK (2007) *„[...] die Bereitschaft und Befähigung des Einzelnen, sich in beruflichen, gesellschaftlichen und privaten Situationen sachgerecht durchdacht sowie individuell und sozial verantwortlich zu verhalten"* (KMK, 2007, S. 10). Schewior-Popp (2005) greift diese, von der KMK 1996 erstmalig formulierte Definition auf und unterteilt Handlungskompetenz in die Bereiche Fach-, Personal-, Sozial- und Methodenkompetenz (Schewior-Popp, 2005, S. 4).

Das ÖBIG (2003) verwendet nicht den Begriff der Handlungskompetenz, differenziert jedoch den Begriff der Kompetenz in die Dimensionen Selbstkompetenz, sozial kommunikative Kompetenz, methodische Kompetenz und instrumentell-technische Fachkompetenz (ÖBIG, 2003, S. 31-32). Schneider (2005) nennt die Teilbereiche Fachkompetenz, Methodenkompetenz, Sozialkompetenz, personale Kompetenz, kommunikative Kompetenz und Lernkompetenz. Die KMK (2011) nennt die Differenzierungen Fachkompetenz, Selbstkompetenz, Sozialkompetenz, Methodenkompetenz, kommunikative Kompetenz und Lernkompetenz (KMK, 2011, S. 15-16).

Die genannten Teilkompetenzen dürfen nicht getrennt voneinander betrachtet werden. Eine Handlung erfordert, darin sind sich die AutorInnen einig, alle Kompetenzen in, je nach Situation, unterschiedlichem Ausmaß (Schneider, 2005, S. 92, Schewior-Popp, 2005, S. 5).

Das Verständnis von Kompetenzen in den verschiedenen Bereichen in dieser Arbeit ist aus der Abbildung 2 zu entnehmen. Es wurde versucht, aus der Vielzahl der Definitionen ein verständliches Bild zu schaffen und die verschiedenen Beschreibungen zusammen zu fassen. Wie schwierig dieses Unterfangen ist, beschreiben Erpenbeck/Rosenstiel (2003) mit folgenden Worten: *„Allerdings wäre es verfehlt, auf ein einheitliches Verständnis zu hoffen, auf allgemein verbindliche Charakterisierungen und Messverfahren zu warten [...]"* (Erpenbeck/Rosenstiel, 2003, S. IX)

3.2 Kompetenzerwerb

Die Stufen der Pflegekompetenz nach Benner (1994) dienten dem ÖBIG (2003) als Grundlage zur Entwicklung des praxisintegrierten, offenen Curriculums für den gehobenen Dienst für Gesundheits- und Krankenpflege. Bei Benner (1994) erfolgt die Ausbildung vom Neuling über den fortgeschrittenen Anfänger bis hin zum kompetent Pflegenden, wobei die dritte Stufe mit Fortgeschrittener festgelegt wird, da die Stufe des kompetent Pflegenden in der Ausbildung nicht erreicht werden kann (ÖBIG, 2003, S. 34).

Schewior-Popp (2005) geht das Stufenmodell von Benner (1994) nicht ausreichend auf die Phase der Ausbildung ein, sie favorisiert die Curriculumsentwicklung auf der Basis der Erkenntnisse von Rauner (1999, 2001), ihrer Meinung nach wird dadurch eine stufenweise Systematisierung der Aneignungsprozesse möglich (Schewior-Popp, 2005, S. 16). Auf diesen Erkenntnissen entwickelte Schewior-Popp (2005) ihr entwicklungslogisch strukturiertes Curriculum (Abb. 3). Nach Schewior-Popp (2005) wurde der Ansatz von Rauner (1999) in verschiedenen Ausbildungsprojekten erfolgreich erprobt, sie führt dazu die Studien von Hägele und Knutzen (2001) und von Twardy und Bader (2001) an (Schewior-Popp, 2005, S. 16), die vorliegende Arbeit schließt sich diesem Modell an.

Stufen	Lernbereiche	Aufgabenbereiche
Erfahrungsbasiertes, fachsystematisches Vertiefungswissen	fachsystematische und Erfahrungsbezogene Problemanalyse und –erklärung, situative Problemlösung	Komplexe und nicht vorhersehbare Arbeitsaufgaben
Detail und Funktionswissen	Theoriegeleitete Analyse und planmäßige Problemlösung	Komplexe, problembehaftete und spezielle Arbeitsaufgaben
Zusammenhangwissen	Erkennen und Verstehen von Zusammenhängen, systematisches Denken	Systematische, regelbezogene Arbeitsaufgaben
Orientierungs- und Überblickswissen	Inhaltlicher und formaler Referenzrahmen des Berufes	Berufsorientierte Arbeitsaufgaben

Abbildung 3: Stufen des entwicklungslogisch strukturierten Curriculums, Quelle: Schewior-Popp (2005)

3.3 Handlungsorientierung, handlungsorientierter Unterricht

Den Handreichungen der KMK (2007) folgend, ist handlungsorientierter Unterricht ein didaktisches Konzept, das fach- und handlungssystematische Strukturen miteinander verschränkt und sich in verschiedenen Methoden verwirklichen lässt (KMK, 2007, S. 13). Lernen für das Handeln ist ebenso Inhalt wie Lernen durch Handeln. Grundlage bietet die vollständige Handlung von der Planung über die Durchführung bis zur Evaluierung (KMK, 2007, S. 12). Schewior-Popp (2005) unterstreicht mit ihren Ausführungen diese Darstellung und gibt weiter an, dass handlungsorientierter Unterricht an das Arbeitsprozesswissen anschließt und auf die Entwicklung von Kompetenzdimensionen, wie in Kapitel 2.1 beschrieben, aufbaut (Schewior-Popp, 2005, S. 6).

In Österreich wurde für den gehobenen Dienst für Gesundheits- und Krankenpflege mit der Gesetzgebung von 1997 ein eigenverantwortlicher Tätigkeitsbereich geschaffen (BGBl. Nr. 108/1997, § 14), wodurch das Entwicklungsteam des Curriculums (ÖBIG, 2003) zu der Frage veranlasst wurde, wie Verantwortung gelehrt und gelernt werden kann, mit der Schlussfolgerung, dass Auszubildende bereits die Unterrichtsgestaltung mitbestimmen sollten, um für die Erreichung der Ausbildungsziele die Verantwortung, zumindest jedoch Mitverantwortung zu übernehmen (ÖBIG, 2003, S. 19). In diesem Zusammenhang verweist das ÖBIG (2003) auf den didaktischen Ansatz der Handlungsorientierung (ÖBIG, 2003, S. 18). Als zentrale Begriffe des handlungsorientierten Unterrichtes nennt das ÖBIG (2003) die Bemühungen um ein ausgewogenes Verhältnis von Kopf-, Herz- und Handarbeit, Ganzheitlichkeit, Handlungssituation und Handlungsprodukt. Gelernt wird durch die Schritte des Tuns, Verstehens, Verinnerlichens und Automatisierens mit hohem Schüleraktivitätsanteil. Als Ziele werden die Förderung der internalisierten Handlungskompetenzen und Hinführen zum kompetent Handelnden durch Lösung von komplexen Problemstellungen angeführt. Die Rolle des Lehrers versteht sich demokratisch, die Lehr- Lernziele (=Handlungsprodukt des Unterrichtes, Anm. des Verfassers) werden mit den SchülerInnen vereinbart, eine aktive Mitwirkung am Unterricht durch die SchülerInnen ist damit gefordert (ÖBIG, 2003 S. 21-22).

Handlungsorientierung, unterstreicht Schewior-Popp (2005) diese Ausführungen, beinhaltet nicht nur das berufliche Handeln als Ziel der Ausbildung sondern auch das Handeln der Auszubildenden im Unterricht. Handeln wird als bewusstes, geplantes und begründetes „Tun" verstanden und schließt somit die Verantwortlichkeit mit ein (Schewior-Popp, 2005, S. 6). Handlungsorientierter Unterricht vollzieht sich nach Pätzold (2004), zit. in Schewior-Popp (2005) auf drei Ebenen:

- Der Zielebene:
  Ist die Befähigung der Auszubildenden zum selbstständigen, reflektierten Handeln
- Der Aktionsebene:
  Beinhaltet die Initiierung, Steuerung, Kontrolle und Reflexion selbst organisierten Lernens
- Der Kontextebene:
  Erfordert die Schaffung eines lernanregendem, zu selbst organisierten Lernen anstiftenden Milieus

(Pätzold zit. in Schewior-Popp, 2005, S. 18).

In diesem Zusammenhang fordert Schüßler (2004), dass durch die Lehrenden, den Erkenntnissen der konstruktivistischen Didaktik folgend, Lernen kann demnach nur ermöglicht und nicht erzeugt werden, Bedingungen zur Selbstorganisation bzw. Selbststeuerung der Wissenserschliessung geschaffen werden müssen (Schüßler, 2004, S. 19-20).

Schneider (2005) stellt sechs unterschiedliche Ansätze handlungsorientierten Unterrichtes vor, die Unterscheidung erfolgt anhand der von den Autoren genannten Merkmale, attestiert allen jedoch weitgehend einheitliche inhaltliche Aussagen (Schneider, 2005, S. 123). Zu den, bei allen Autoren genannten Merkmalen des handlungsorientierten Unterrichtes gehören Handlungsziele, Handlungsprodukt, vollständige Handlung, Lernen durch planvolles Handeln, Orientierung an Handlungsfeldern, arbeitsweltliche Realität, konkrete Handlungen, deren Ergebnis offen ist sowie tätigkeitsstrukturiert und praxisbezogen (Schneider, 2005, S. 126).

3.4 Selbstorganisiertes Lernen

Selbstorganisiertes Lernen beschreibt die Art und Weise, wie Lernende ihr Wissen erwerben. Auf der Basis konstruktivistischer Lerntheorien bedeutet selbstorganisiertes Lernen, dass die Lernenden ihr Wissen in eigener Verantwortung selbst erzeugen (Falk, 2010, S. 10). Selbstorganisiertes Lernen fordert, nach Falk (2010), von den Auszubildenden selbstständiges und selbstverantwortliches Lernen und Arbeiten (Falk, 2010, S. 10). Diese Ausrichtung des Unterrichtes empfiehlt auch das ÖBIG (2003) mit der Forderung, dass der Ausbildungsprozess Modell für die Praxis sein soll. Das ÖBIG (2003) führt dazu aus, dass nicht der Lehrer allein die Feinziele und Inhalte im Unterricht bestimmen soll, sondern dass diese Entscheidungen mit den Auszubildenden zu treffen sind. Der Bildungsprozess ist ähnlich dem Pflegeprozess zu gestalten (ÖBIG, 2003, S. 18). Mit geeigneten Methoden sind die SchülerInnen zu befähigen, nach dem Prinzip der vollständigen Handlung, die Lernziele innerhalb der curricularen Vorgaben, die Lerninhalte und den Zeitrahmen selbst festzulegen und die Zielüberprüfung selbstständig durchzuführen. Die Lehrenden fungieren als Lernbegleiter und –berater.

Schneider (2005) führt dazu aus, dass Lehrende geeignete Situationen schaffen müssen, sodass die Lernenden angeregt werden, ihre „*Konstruktion der Wirklichkeit zu hinterfragen, zu überprüfen, weiterzuentwickeln, zu verwerfen (oder) zu bestätigen*“ (Wernig, 1998, S.30ff

zit. in Schneider, 2005, S. 121). Nach Schüßler (2004) besteht die Aufgabe des Erwachsenenbildners in der Gestaltung der Lernumgebung, um Möglichkeiten zur Selbstevaluierung und Lösungssuche zu eröffnen (Schüßler, 2004, S. 32-33).
Als mögliche Lernformen gelten z.B. Zukunftswerkstatt, Projektmethode, Simulation, Fallstudie oder das Planspiel.

4. Grundlagen der Curriculumsentwicklung

Das Bertelsmann Lexikon (1998) definiert Curriculum als zusammenfassende Bezeichnung für die Organisation von Lernvorgängen im Hinblick auf genau definierte Lernziele (Kenntnisse, Fähigkeiten, Fertigkeiten) einschließlich deren Überprüfung (=Evaluation) (Bertelsmann Lexikon, 1998, S. 1956). Schewior-Popp (2005) übersetzt Curriculum wörtlich aus dem Lateinischen mit Zeitabschnitt, Ablauf in der Zeit aber auch Wettlauf oder Laufbahn, weiter führt Schewior-Popp aus, dass ein Curriculum über die Verbindlichkeiten eines Lehrplanes hinaus auch konkrete Hinweise zur didaktisch-methodischen Gestaltung und gegebenenfalls auch zur Erfolgskontrolle beinhaltet (Schewior-Popp, 2005, S. 12). Curricula können niemals als statisch betrachtet werden, sie müssen von denjenigen, die mit ihnen arbeiten auf ihre Aktualität ständig hinterfragt werden (Schewior-Popp, 2005, S. 14).
Im Zusammenhang mit der Curriculumsentwicklung in der vorliegenden Arbeit sei der Ansatz von Rogalski (2010) erwähnt. In einer Machbarkeitsstudie – *„Community medicine nursing - ein Projekt zur Entwicklung eines lernenden Curriculums"* (Rogalski, 2010) wurde das Basiscurriculum der Weiterbildung durch Einarbeitung von Felderfahrungen der Pflegefachkräfte weiterentwickelt. Ausgangspunkt war der herrschende Personalmangel bei den Hausärzten im ländlichen Bereich von Mecklenburg-Vorpommern. Entsprechend weitergebildete Fachkräfte sollten daher im Sinne von „Gemeindeschwestern" hausärztliche Tätigkeiten übernehmen, die Ergebnisse wurden von Ärzten überprüft und evaluiert. Rogalski (2010) kam zu dem Ergebnis, dass in Deutschland für Patienten mit chronischen Erkrankungen (in diesem Zusammenhang wird im genannten Artikel auf die steigende Lebenserwartung, auf das erhöhte Vorkommen von Single-Haushalten und damit einhergehend auf die Versorgungssituation von alten und hochbetagten Menschen, unter anderem auch mit Demenzerkrankung verwiesen) die Versorgungsqualität nicht sinkt, wenn hausärztliche Tätigkeiten von speziell ausgebildeten Pflegefachkräften (auf Hochschulniveau) erbracht werden, es wird sogar von einem positiven Effekt (die Inanspruchnahme von

Gesundheitsleistungen sinkt) gesprochen (Rogalski et al., 2012, S. 15). Die Entwicklung eines vollständigen Curriculums für die Weiterbildung war für die genannte Studie im Vorfeld unmöglich, da entsprechende Erfahrungen fehlten. Das Basiscurriculum wurde begleitend zur Studie evaluiert und weiterentwickelt. Bei der Entwicklung des Curriculums in dieser Arbeit wird auf den Ansatz des lernenden Curriculums von Rogalski (2010) zurückgegriffen.

Die Entwicklung des Curriculums in der vorliegenden Arbeit folgt dem, von Schewior-Popp (2005) zitierten, qualifikatorischen Ansatz nach Saul B. Robinson (1967). Nach diesem Ansatz sind die zukünftigen Aufgabenkomplexe und die erforderlichen Qualifikationen zu identifizieren und mit ihren speziellen Ausprägungen zu definieren (Schewior-Popp, 2005, S. 12). Ertl/Sloane (2006) beziehen sich ebenfalls auf den Ansatz Robinsons (1967) wenn sie die Entwicklung objektivierbarer Curricula auf der Basis der Qualifikationsanforderungen für durchaus machbar beschreiben (Ertl/Sloane, 2006, S. 118). Der genannte Ansatz entkräftet auch die Kritik von Becker/Meifort (2006) der „empirischen Isolation" (Kapitel 4.1) und folgt den Empfehlungen von Pätztold/Rauner (2006), Qualifikationsanforderungen den Curricula zugrunde zu legen. Der Bildungsauftrag ist durch die gesetzliche Vorgabe, der gehobene Dienst ist zur Übernahme sämtlicher, in das Berufsbild (Kapitel 2.2.1) fallenden Aufgaben zu befähigen (Kapitel 2.2.3), gegeben.

In Österreich werden in der Grundausbildung für den gehobenen Dienst für Gesundheits- und Krankenpflege die SchülerInnen auf die spezielle Situation und Betreuung von Demenzkranken im Unterrichtsfach „Pflege alter Menschen", „Gerontologie, Geriatrie und Gerontopsychiatrie" und „Gesundheits- und Krankenpflege" vorbereitet, den vorliegenden Berichten zufolge (ÖBIG, 2011, Höwler, 2011, CCIV, 2009, IQWiG, 2009, ÖBIG, 2008, ÖBIG 2007, ÖBIG 2006) ist jedoch eine Weiterbildung mit der Förderung entsprechender Handlungskompetenz dringend empfohlen.

Das ÖBIG (2011) nennt eine Spezialisierung dann kompetenzvertiefend, wenn die Handlungskompetenz intensiviert und in Verbindung mit kritischem Bewusstsein eingesetzt wird und das sollte unter anderem im Bereich der Pflege von alten Menschen möglich sein (ÖBIG, 2011, S. 23). Diese Forderungen werden aufgegriffen und die entsprechenden Fähigkeiten, Fertigkeiten und Kompetenzen sollen in der Weiterbildung erworben werden. In den folgenden Kapiteln werden die Schritte der Curriculumsentwicklung für die geplante Weiterbildung dargestellt.

4.1 Qualifikationsforschung in der Pflege

Um ein Curriculum zu entwickeln stellt die Qualifikationsforschung einen wesentlichen Bestandteil dar und ist, wie Pätzold/Rauner (2006) betonen, diesem Prozess voranzustellen. Bei der Qualifikationsforschung wird mittels empirischer Untersuchungen die berufliche Arbeit erfasst und beschrieben, um begründete Lernfelder entwickeln zu können (Pätzold/Rauner, 2006, S. 15). Das Ziel dieser Forschung muss es sein, so Pätzold/Rauner (2006) weiter, Arbeitsprozesse und -aufgaben zu analysieren, die erforderlichen Kompetenzen zu beschreiben um daraus das Curriculum zu entwickeln (Kleiner u. a., 2002, S. 2 zit. in Pätzold/Rauner 2006, S. 15). Für Deutschland werden den Ausbildungen im Pflegebereich durch Becker/Meifort (2006) eine „*fundamentale empirische Isolation*" bescheinigt. Es gibt, führen Becker/Meifort (2006) aus, weder berufstypische noch betriebsübliche, derart empirisch erfasste und beschriebene Prozesse, als dass sie für die Curriculumsentwicklung nutzbar wären. Es sei Arbeitsprozessorientierung in diesem Zusammenhang nicht zu realisieren (Becker/Meifort, 2006, S. 158). Auch Schewior-Popp (2005) weist auf das Arbeitsprozesswissen als Voraussetzung zur Gestaltung von Handlungsfeldern und damit zur Entwicklung der entsprechenden Kompetenzen in der Ausbildung hin (Schewior-Popp, 2005, S. 6). Fischer (2006) nennt Arbeitsprozesswissen in diesem Zusammenhang das Verständnis vom Gesamtarbeitsprozesses, an dem eine Person beteiligt ist mit all seinen produktbezogenen, technischen, arbeitsorganisatorischen, sozialen und systembezogenen Dimensionen (Fischer, 2006, S. 76). Behrens/Langer (2006) fordern die Integration dieses Wissens als Teil der internen evidence in die täglichen Pflegentscheidungen, um den Auftrag der Pflege in Zusammenarbeit mit dem jeweiligen Betroffenen zu klären (Behrens/Langer, 2006, S. 42f).

Für den gehobenen Dienst für Gesundheits- und Krankenpflege in Österreich wurden für den Pflegebericht (2006) umfangreiche empirische Erhebungen durchgeführt und ausgewertet. Ergebnisse im Sinne der Qualifkationsforschung von Pätzold/Rauner (2006) liegen jedoch kaum vor. Für das Arbeitsprozesswissen relevant sind Ergebnisse wie die Feststellung, dass in sämtlichen Bereichen (Krankenhaus, Pflegeheim, mobile Pflege) Personalmangel in unterschiedlichem Ausmaß herrscht, mit entsprechenden Auswirkungen auf die tägliche Pflegepraxis, 40% bis 60% der Befragten in der stationären Pflege fühlten sich zeitlich und körperlich überfordert (ÖBIG, 2006, S. 64). Im Sinne des Arbeitsprozesswissens führt das ÖBIG (2006) weiter aus, dass zur Sicherung der Qualität in den Krankenhäusern zu über 90% nach Standards gearbeitet wird, ähnlich hoch war der Anteil in Pflegeheimen, jedoch deutlich geringer (um ca. 12%) in der mobilen Pflege (ÖBIG, 2006, S. 42), dass zur Qualitätskontrolle in allen Settings Teambesprechungen, Mitarbeitergespräche und Dokumentationskontrollen durchgeführt werden (ÖBIG, 2006, S. 44), jedoch konnte in vielen Fällen die Verantwortung für den Pflegeprozess nicht klar dargestellt werden (ÖBIG, 2006, S. 47). Grundsätzlich ergaben die empirischen Erhebungen, dass massive Kompetenzüber- und unterschreitungen der Fach- und Hilfsdienste im Pflegebereich auftreten (ÖBIG, 2006, S. 49ff). Das ÖBIG (2006) kommt zu der Überlegung, dass unter anderem eine fehlende Qualifizierung und eine fehlende Kontrolle die Ursachen für die mangelnde Umsetzung des GuKG sein könnten (ÖBIG, 2006, S. 101). Weiter führt das ÖBIG (2006) aus, dass *„[...] Gesundheits- und Krankenpflege als Dienstleistung im österreichischen Gesundheitswesen nicht wirklich transparent, nicht nachvollziehbar und nicht stanardisiert dokumentiert ist"* (ÖBIG, 2006, S. 102). Rappold/Rottenhofer (2011) fordern Aufklärung über das genuin pflegerische und die Letztverantwortung. Sie führen weiter aus, dass sich die Aufgabengebiete für den gehobenen Dienst zunehmend komplexer gestalten und fordern daher die Ausbildung auf Bachelorniveau (Rappold, Rottenhofer, 2011, S. 61).

Im Demenzbericht (2009) werden im Bereich der Versorgung von Demenzkranken auf der Basis nationaler und internationaler empirischer Ergebnisse bestehende Probleme in Österreich identifiziert und dargestellt. In vielen Bereichen betreffen die Ergebnisse das Aufgabengebiet des gehobenen Dienstes für Gesundheits- und Krankenpflege und stellen eine Herausforderung für die Zukunft dar. Dazu nennen Rappold/Rottenhofer (2011) als zukünftige Aufgaben für den gehobenen Dienst die Organisation von Behandlungsprozessen, die Implementierung neuer Technologien, die Beratung und Begleitung von chronisch Kranken und die Koordination multidisziplinärer Behandlungsteams (Rappold, Rottenhofer, 2011, S. 61). Aus verschiedenen Untersuchungen (ÖBIG, 2006, 2007, Jenull et al., 2008, Brause et al., 2010) lässt sich, wie Höhmann (2011) es beschreibt, eine widerstreitende Ist-Situation zwischen den Ansprüchen der Realisierung „christlicher Nächstenliebe" und „effizient rationalen Wirtschaftsbetrieben" erkennen. Als Ursachen nennt Höhmann (2011) zu geringe positionale Macht, fehlende Qualifizierung und Artikulationskompetenz der Pflegenden. Zur Lösung dieses Konfliktes, der unweigerlich in eine Abwärtsspirale von Demotivation und Burnout bei den Mitarbeitern führt, müssen, so Höhmann (2011) analytische, explizierbare Konzepte zur Herstellung des Zusammenhanges von Alltag, Krankheit und Biografie der Betroffenen beitragen. Es müssen, Höhmann (2011) weiter, fachlich begründete, individualisierte Betreuungskonzepte konkret formuliert werden, um dem Ethos der PflegemitarbeiterInnen Rechnung zu tragen (Höhmann, 2011, S. 122f). Diese

Aspekte sind im Zusammenhang mit der Gesundheitsförderung, wie im folgenden Abschnitt dargestellt werden kann, ebenfalls von Bedeutung. Im Zusammenhang mit der demografischen Entwicklung und einem zu befürchtenden Arbeitskräftemangel im Pflegebereich muss die Gesundheitsförderung an Bedeutung gewinnen, dazu Brause et. al (2010): *„Der Blick in die Zukunft verschärft allerdings nur den aktuellen Handlungsbedarf"* (Brause et. al, 2010, S. 1).

4.2 Gesundheitsförderung in der Altenpflege

Im Zusammenhang mit der demografischen und politischen („ambulant vor stationär" führt zu einem immer späteren Eintritt der BewohnerInnen in die Institutionen) Entwicklung stellt sich die Gesundheitssituation des Personals in der stationären Altenpflege besonders brisant dar. Die BewohnerInnenstruktur in Altenpflegeeinrichtungen entwickelt sich, wie Brause et al. (2010) feststellen, immer mehr in Spät- und Endstadien chronischer Erkrankungen, damit steigt die Belastung der dort Tätigen, da Pflegeheime ursprünglich nicht für dieses Klientel eingerichtet wurden (Brause et al., 2010, S. 2). Die Universität Bielefeld in Zusammenarbeit mit dem Ludwig Boltzmann Institut (2010) nennen 13 Studien zur Beschreibung der Belastungssituation von Mitarbeitern in der Altenpflege und weisen diese Berufsgruppe als die am höchsten Belastete im Vergleich mit 20 anderen aus (Brause et al., 2010, S. 5). Die Ergebnisse zeigen ein ähnliches Bild wie der Pflegebericht (2006) mit massiver zeitlicher und körperlicher Überbelastung der Pflegekräfte. Jenull et al. (2008) kamen in einer Vollerhebung in Wien und Kärnten zu den Ergebnissen, dass sich die MitarbeiterInnen in den Altenpflegeeinrichtungen auf Grund der Arbeitsbelastungen (zeitliche und körperliche Überforderung) zu 23% emotional sehr erschöpft fühlten und 17% in diesem Zusammenhang bereits Aversionen gegen KlientInnen entwickelten, insgesamt handelt es sich, wie Jenull et al. (2008) feststellen, bei diesen Mitarbeitern um eine hoch belastete Berufsgruppe. Zudem denkt ein Drittel der Befragten mehrmals im Jahr über einen Berufsaustritt nach (ÖBIG, 2006, S. 63), in Anbetracht der zukünftig zu erwartenden demografischen Entwicklung und dem daraus entstehenden Personalbedarf eine bedenkliche Situation. An zweiter Stelle bei den Belastungsfaktoren steht bereits, wie Jenull et al. (2008) feststellten, die Belastung durch die BewohnerInnen gefolgt von Problemen mit Angehörigen (Jenull et al., 2008, S. 19).

Kraijic/Cichocki/Wagreich (2011) vom Ludwig Boltzmann Institut stellen fest, dass sich der Gedanke der Gesundheitsförderung in eben diesen Einrichtungen bisher aus unterschiedlichen

Gründen noch nicht ausreichend etabliert hat. Nicht nur die dort Erwerbstätigen, auch die BewohnerInnen könnten aufgrund der Institutionalisierung mit entsprechenden organisatorischen und hierarchischen Entwicklungen qualitative und gesundheitliche Nachteile erleiden (Kraijic/Cichocki/Wagreich, 2011, S. 30). Dadurch eröffnen sich zwei Perspektiven, nicht nur das Personal auch die Betroffenen sollten durch entsprechende gesundheitsfördernde Maßnahmen profitieren. So zeigen Brause et. al (2010) auf, dass Interventionen für die Betroffenen sich auch positiv auf die Arbeitszufriedenheit auswirken (Brause et. al, 2010, S. 72). Höhmann (2011) nennt eine chronische Unterfinanzierung, problematische Trägerstrukturen, qualitativen und quantitativen Personalmangel, führungskonzeptionelle Mängel und wenig konsistente Arbeitsmarktstrategien als Ursachen für Umsetzungs- und Qualitätsmängel in diesem Bereich (Höhmann, 2011, S. 108).

Zur Bedarfserhebung und Entwicklung entsprechender Interventionen für die BewohnerInnen, MitarbeiterInnen und das Management, wurde durch das Ludwig Boltzmann Institut in Wien im Jänner 2011 ein Pilotprojekt mit 24-monatiger Laufzeit gestartet. Ziel ist die Entwicklung von Mobilitätsinterventionen zur Erhaltung der Autonomie und Selbstständigkeit der BewohnerInnen (Kraijic/Cichocki/Wagreich, 2011, S. 31).

Als wesentliche Entlastungsfaktoren nennen Brause et. al (2010) ausreichend Handlungsspielräume, wenig Kontrolle, Wertschätzung und Anerkennung, gute Teamverhältnisse, soziale Rückendeckung, Information und Mitsprachemöglichkeiten sowie ausreichende Bezahlung und Weiterbildungsangebote (Brause et al., 2010, S. 11f). Im Vergleich von Institutionen hat sich gezeigt, führen Brause et al. (2010) weiter aus, dass Einrichtungen mit hoher Mitarbeiterzufriedenheit sich durch bewohnerorientierte Pflege, minimierte Schnittstellenprobleme zwischen Pflege und Hauswirtschaft, qualifizierte Führungskräfte und eine Beteiligung der Mitarbeiter bei der Umsetzung von Pflegekonzepten auszeichnen (Brause et al., 2010, S. 9f).

Wie bereits in Kapitel 2.1.2 dargestellt, ist die Umsetzung entsprechender Konzepte nur mit, wie Höhmann (2011) es beschreibt, ausreichender Qualifikation und Artikulationskompetenz der Pflegemitarbeiter (gehobener Dienst für Gesundheits- und Krankenpflege) möglich (Kapitel 4.1). Aus den Darstellungen ergeben sich umfangreiche Anforderungen an den gehobenen Dienst für Gesundheits- und Krankenpflege nicht nur im Bereich der Pflege bei Demenz, entsprechende Kompetenzen für diesen Bereich sollen in der Weiterbildung erworben werden.

4.3 Qualifikationsanforderungen bei der Pflege von Demenzkranken

Inwieweit die in Kapitel 4.1 genannte Kritik des fehlenden Arbeitsprozesswissens von Becker/Meifort (2006) auf die Ausbildungen in Österreich zutrifft, kann an dieser Stelle nicht beantwortet werden. Für den geplanten Weiterbildungslehrgang wird dieses Problem insofern gelöst, als dass dem Curriculum empirische Ergebnisse aus dem Demenzbericht (2009) und den Pflegeberichten (2006, 2007) zur Verfügung stehen, die TeilnehmerInnen Arbeitsprozesswissen aus ihrem Berufsalltag mitbringen und das Curriculum auf der Basis der Erfahrungen der TeilnehmerInnen weiter entwickelt werden soll.

Einen weiteren, wichtigen Gesichtspunkt im Curriculumsentwicklungsprozess nennt Pätzold (2006) den Wissenschaftsbezug. Soll Wissenschaft, so Pätzold (2006), für die Aus- und Weiterbildung relevant sein, ist sie unter didaktischen Fragestellungen nach ihrem Lösungspotential für Handlungssituationen zu befragen (Pätzold, 2006, S. 18). Die Implementierung der derzeit besten wissenschaftlichen Ergebnisse (externe evidence) in den Pflegealltag wird im dargestellten Weiterbildungslehrgang anhand der, von Behrens/Langer (2006) vorgestellten Methode des evidence based nursing (EBN) sichergestellt. Aus der Wirkungsforschung von Interventionen in der Pflege, im Besonderen der Alten- und Dementenpflege, liegen eine Vielzahl von empirischen Ergebnissen vor, die in die Weiterbildung integriert und durch und mit den TeilnehmerInnen bewertet (anhand des, von der Universität Halle[2] zur Verfügung gestellten Kriterienkataloges – siehe Anhang) und gegebenenfalls für den Arbeitsalltag nutzbar gemacht werden sollen.

Die Erstellung des vorläufigen Qualifikationsprofiles folgt, wie bereits beim ÖBIG (2003) den Schritten des Pflegeprozesses. Die in der Weiterbildung zu erwerbenden Kompetenzen werden stufenweise, wie in Kapitel 3.2 dargestellt, anhand der, in der Praxis durchzuführenden, vollständigen Handlung formuliert. Aufbauend auf die, in der Grundausbildung erworbenen Fachkenntnisse über die Pathophysiologie der Demenz, deren Folgen für Betroffene und Angehörige, Ursachen und Verlauf der Erkrankung werden in der Weiterbildung diese Kenntnisse auf Anregung der TeilnehmerInnen ev. mittels Fachvorträgen erweitert oder vertieft. Der sich daraus ergebende Ablauf der Weiterbildung wird in den folgenden Kapiteln dargestellt.

---

[2] www.medizin.uni-halle.de, Zugriff am 26.01.2012

4.3.1 Assessmenterhebung

Inhalt des Assessments ist die konkrete Situation, es umfasst den Ist-Zustand, die vorhandenen Ressourcen, Risiken, Bedürfnisse und Beeinträchtigungen (ÖBIG, 2010, S. 13). Für die Versorgung Demenzkranker in Österreich zeigt sich folgendes Bild:
Der Demenzbericht (2009) beschreibt allgemein eine Unter- und Fehlversorgung von demenzkranken Menschen und fehlende Kompetenz in der Versorgung (CCIV, 2009c, S. 1). Im Demenzhandbuch des ÖBIG (2008) werden im Bereich des sekundären Aufgabenfeldes spezielle, räumliche, personelle und alltagsbezogene Lebensraumgestaltungen und stabile soziale Strukturen sowie die Möglichkeit der Teilnahme an gesellschaftlichen Zusammenhängen gefordert, um das Wohlbefinden der Betroffenen zu steigern (ÖBIG, 2008, S. 10). Im primären Aufgabenfeld werden als Anforderung an Demenzbetreuung Unterstützung bei der Orientierung, Unterstützung der individuellen Fähigkeiten, soziale Interaktion, Bezug zum bisherigen Lebensalltag und Hilfe bei der Anpassung an Veränderungen genannt (ÖBIG, 2008, S. 11). Weiter werden als besondere Fähigkeiten in der Betreuung von Demenzkranken im Demenzhandbuch (2008) spezielle Kommunikation, Krisenintervention und Deeskalationstechnik, Umgang mit herausforderndem Verhalten, Empathie, Biografiearbeit und im tertiären Aufgabenfeld die Fähigkeit zur interdisziplinäre Zusammenarbeit gefordert (ÖBIG, 2008, S. 14).
Der Großteil der Demenzkranken werden im häuslichen Umfeld von Angehörigen betreut, dies führt zu massiven Belastungen derselben, ebenfalls im tertiären Aufgabenfeld werden daher entsprechende Unterstützungsangebote (Empowerment = Hilfe zur Selbsthilfe) und die Erstellung von Handlungsleitlinien angeregt.
Neben der Erfassung der Umgebungsfaktoren kommt dem individuellen Assessment in der Betreuung von dementen Menschen besondere Bedeutung zu. In diesem Bereich ist, wie bereits gezeigt werden konnte, Biografiearbeit unerlässlich (Köther, 2007, S. 44). Höwler (2011) führt dazu an, dass Verhaltensweisen von dementiell veränderten Personen im biografischen und institutionellen Kontext zu verstehen sind und dieses Verständnis die Grundlage für professionelle Pflege im gerontologischen Bereich darstellt (Höwler, 2011, S. 167). Sander (2005) nennt Biografien subjektive Selbstbeschreibungen und sie dürfen nicht mit einem Lebenslauf verwechselt werden. Eine Biografie, so Sander (2005) weiter, zeigt nicht was wirklich ist, sondern was als wirklich erfahren und erinnert wird (Sander, 2005, S. 42). Der institutionelle Rahmen und die Sinnsetzung der alltäglichen Interaktionen stellen eine potentielle biografische Existenzbedrohung für Betroffene dar und sind durch die

Pflegenden dahingehend zu hinterfragen (Sander, 2005, S. 54f). Falk/Kerres (2006) nennen die Kenntnis der Biografie eine Voraussetzung, um das scheinbar „verrückte“ Verhalten Demenzkranker zu verstehen (Falk, 2006, S. 53).

Eine Anamnese (Assessment) schließt die Erhebung der Krankengeschichte mit ein, alte Menschen leiden häufig an Multimorbidität und werden sehr oft mit einer Vielzahl von Medikamenten therapiert, dies setzt in der kompetenten Betreuung entsprechende pharmakologische und pathologische Kenntnisse beim Betreuungspersonal voraus.

Für das professionelle pflegerische Assessment steht den Pflegekräften in der Zwischenzeit eine Vielzahl von mehr oder weniger validen Instrumenten zur Verfügung. Bartholomeycik/Halek (2009) stellen Instrumente vor, die zumindest getestet und in Praxisprojekten entwickelt wurden (Bartholomeycik/Halek, 2009, S. 11). Diese Instrumente sollen helfen, pflegerelevante Phänomene zu erfassen, um darauf aufbauend Pflegeziele festzulegen und Massnahmen zu planen (Bartholomeycik/Halek, 2009, S. 15). Weiter führen Bartholomeycik/Halek (2009) aus, dass die Effektivität vieler Instrumente zwar nicht nachweislich gegeben ist, eine standardisierte Erfassung von Phänomenen jedoch zu mehr Gerechtigkeit in der Diagnostik (z.B. Pflegegeldeinstufung, Anm. des Verfassers), zur Erleichterung der Dokumentation und zur wissenschaftlichen Verwertbarkeit von Daten erheblich beitragen (Bartholomeycik/Halek, 2009, S. 22). Zudem soll durch den Einsatz von standardisierten Instrumenten eine Evaluierung ermöglicht werden. Bartholomeycik/Halek (2009) kommen zu dem Fazit, dass die Nutzung von Instrumenten sinnvoll ist, wenn dies reflektiert und mit Sachkenntnis durchgeführt wird (Bartholomeycik/Halek, 2009, S. 24).

4.3.2 Erhebung der Pflegebedürftigkeit, Probleme und Ressourcen

Im zweiten Schritt des Prozesses sind durch den gehobenen Dienst für Gesundheits- und Krankenpflege die Pflegebedürftigkeit, die Probleme und zur Verfügung stehenden Ressourcen zu erheben. Die Einschätzung der Pflegebedürftigkeit erfolgt häufig mittels Skalen (z.B. Pflegeabhängigkeitsskala), dabei wird erhoben, in welchen Bereichen und im welchem Ausmaß Unterstützungsbedarf bei den Betroffenen besteht. Die vorhanden Probleme und Ressourcen unterscheiden sich nach Setting und ökonomischen Gegebenheiten, daher erfolgt die Abklärung nach Behrens/Langer (2006) mit Einbezug der institutionellen, ökonomischen und sozialen Möglichkeiten sowie der Erfahrung und Ziele der Betreuten und der Pflegekraft und wird als interne Evidence bezeichnet. Denn erst im Zusammenwirken von interner und externer (in Datenbanken vorhandene, wissenschaftliche Ergebnisse) Evidence kann eine Auftragsklärung erfolgen (Behrens/Langer, 2006, S. 30ff) und damit unnötiges Leid vermieden und erreichbare Ziele definiert werden (Behrens/Langer, 2006, S. 38ff). Bestehende Probleme im Bereich der Versorgung von Demenzkranken wurden bereits in den vorangegangenen Kapiteln dargestellt.

Unter Ressourcen versteht man in diesem Zusammenhang vorhandene Fähigkeiten, Fertigkeiten und Kompetenzen der Betroffenen sowie zur Verfügung stehende Hilfsmittel zur Kompensation von Beeinträchtigungen bei der Bewältigung des Alltages. Krohwinkel (2008) beschreibt dabei interne und externe Ressourcen. Im tertiären Aufgabenfeld sind im Zusammenhang mit der Versorgungssituation von Demenzkranken in Österreich die internen Ressourcen innerhalb der Berufsgruppe des gehobenen Dienstes für Gesundheits- und Krankenpflege zu finden. Die Entwicklung entsprechender Kompetenzen und die Anerkennung der Problemstellung als Aufgabe derselben stellen sich hier als interne Ressource dar. Die externen Ressourcen bilden sich in der Unterstützung der öffentlichen Hand und der Betreiber ab.

Im individuellen Betreuungsverhältnis (primäres Aufgabenfeld) schreibt Krohwinkel (2008) die Fähigkeiten einer Person den internen Ressourcen und dem Konzept „Person", Hilfsmittel sowie institutionelle und finanzielle Unterstützung (sekundäres/tertiäres Aufgabenfeld) dem Konzept „Umgebung" zu. Krohwinkel (2008) unterscheidet damit zwei Ressourcenformen, die sich in der Pflegeplanung wesentlich auswirken, da mit umgebungsbedingten Ressourcen (Hilfsmitteln oder -maßnahmen) die vorhandenen Fähigkeiten und internen Ressourcen von Demenzkranken und deren Angehörige unterstützt werden sollen (Krohwinkel, 2008, S. 216). Daraus ergibt sich eine hohe Anforderung an umfassendes Wissen über Unterstützungsmöglichkeiten und an die pädagogischen Fähigkeiten des Betreuungsteams. Behrens/Langer (2006) erkennen eine Gefahr im Pflegeprozess darin, dass Pflegende eventuell aus einer Vielzahl von nicht erfüllbaren Hoffnungen und Erwartungen diejenigen auswählen und diagnostisch beschreiben könnten, die durch Pflegehandlungen beeinflussbar sind (Behrens/Langer, 2006, S. 40). Diese Gefahr, sie ist auch Inhalt der Kritik an bestehenden Curricula von Pätzold (2006) und Huisinga/Buchmann (2006), wenn sie Qualifikationsforschung zur Curriculumsentwicklung fordern, soll im Weiterbildungslehrgang aufgegriffen und thematisiert werden.

4.3.3 Erstellen der Diagnose/Pflegediagnose

Eine Diagnostik der Versorgungssituation erfolgt bereits durch den Demenzbericht (2009) und die Evaluierungsergebnisse des ÖBIG (2011), dargestellt im Kapitel 2.
Die medizinische Diagnostik der Demenz erfolgt über Anamnese, neurologischen Status, psychiatrischen Status, internistischen Status, Laborparameter und Computertomographie bzw. Magnetresonanztherapie. Für die Pflege stehen eine Vielzahl von Assessmentinstrumenten zur Diagnostik und Pflegeplanung zur Verfügung. Bartholomeyczik/Halek (2009) nennen die Kompetenz der Fachkraft das entscheidende Kriterium für deren Nützlichkeit (Bartholomeyzik/Halek, 2009, S. 16).
Müller-Staub (2010) beschreibt Pflegediagnosen als standardisierte, theoriegeleitete Beschreibungen von Patientenproblemen, die Diagnostik wird zwar in der Praxis als wichtig erachtet, jedoch fehlt es vielfach, diese Darstellung gilt für die Schweiz, an entsprechenden Kompetenzen bei den Pflegenden. In Untersuchungen konnte nachgewiesen werden, so Müller-Staub (2010) weiter, dass 44% der Pflegediagnosen nicht auf ätiologischen Faktoren beruhten (Müller-Staub, 2010, S. 233), was ein Hinweis auf die oben von Behrens/Langer (2006) formulierte Gefahr sein könnte. Als Problem erkannte Müller-Staub (2010), dass bei den Pflegenden für die diagnostische Pflegeentscheidung Wissen über die ätiologischen Faktoren im ausreichenden Masse vorhanden sein muss. Weiter nennt Müller-Staub (2010) Fallbesprechungen als Mittel zur Förderung der Entscheidungskompetenz im Zusammenhang mit interaktiven Lernmethoden. Die geführte, klinische Entscheidungsfindung nennt Müller-Staub (2010) ein geeignetes Mittel zur Verbesserung der Pflegediagnostik und darauf folgend der Auswahl von Interventionen (Müller-Staub, 2010, S. 234). Behrens/Langer (2006) beschreiben die Problemerkennung (Pflegediagnostik, Anm. des Verfassers) als einen Auswahlprozess, bei dem die unterschiedlichen Mächte der Klienten und Professionen ebenso wirksam werden, wie die Kenntnisse über die Möglichkeiten der pflegerischen Interventionen (Behrens/Langer, 2006, S. 41). Die Pflegediagnostik ist entscheidend im Pflegeprozess für den pflegerischen Erfolg, da damit die Interventionen und die Ziele festgelegt werden.

4.3.4 Die Planung und Durchführung der Massnahmen

Bei der Auswahl der Interventionen im Zusammenhang mit Demenzerkrankungen ist besonders in Altenpflegeeinrichtungen, so Höhmann (2011) ein Dilemma zu beobachten (siehe dazu auch Kapitel 4.1), da diese Institutionen im besonderem Masse dem Druck der

Gesetze, der gesellschaftlich-kulturellen Erwartungen, den Geldgebern und nicht zuletzt der Erwartungen der Öffentlichkeit ausgesetzt sind (Höhmann, 2011, S. 109).

Bartholomeycik et al. (2006) haben in ihren „*Rahmenempfehlungen zum Umgang mit herausforderndem Verhalten bei Menschen mit Demenz in der stationären Altenhilfe*" einen Katalog auf der Basis vorhandener Literatur und Expertenmeinungen erstellt, um den Berufstätigen im Bereich der Pflege und Betreuung von Demenzkranken eine evidence-basierte Handlungsgrundlage zur Verfügung zu stellen. Das Ziel der vorliegenden Rahmenempfehlungen ist ein Beitrag zur Verbesserung der Pflegequalität für Demenzkranke mit Verhaltensauffälligkeiten (Bartholomeycik, 2006, S. 7). Eine Vielzahl von Interventionen wurde auf seine Wirksamkeit untersucht und eingestuft (Bartholomeycik, 2006, S. 11). Die deutsche Gesellschaft für Psychiatrie, Psychotherapie und Nervenheilkunde (DGPPN) und die deutsche Gesellschaft für Neurologie (DGN) haben 2009 ihre S3-Leitlinie „Demenzen" veröffentlicht und bieten evidence-basierte Empfehlungen zur Prävention, Diagnostik und Therapie bei Demenz (DGPPN, DGN, 2009, S. 1). Im Demenzbericht der CCIV (2009) werden, ohne Anspruch auf Vollständigkeit, 24 nationale und internationale Leitlinien zum Umgang mit Demenzkranken angeführt (CCIV, 2009a, S. 33ff). Die TeilnehmerInnen der Weiterbildung sollen befähigt werden, aus der Vielzahl der vorgestellten Ergebnisse die derzeit besten in ihrem speziellen Setting einzusetzen. Jedoch kann und soll eine kritische Auseinandersetzung mit der externen evidence nicht die interne evidence ersetzen, sondern vielmehr ergänzen.

Zu den nicht-medikamentösen Therapieformen, einer der Kernbereiche des gehobenen Dienstes für Gesundheits- und Krankenpflege hat das deutsche Institut für Qualität und Wirtschaftlichkeit im Gesundheitswesen (IQWiG) 2009 eine Metaanalyse unter Einbezug von mehr als 6900, weltweit durchgeführten Studien erstellt. Als Grundlage wurden jedoch nur Erkrankungen an der Demenz des Alzheimer Typus einbezogen (IQWiG, 2009, S. iv), was eine Einschränkung in der Anwendbarkeit darstellt, jedoch ist diese Erkrankungsform mit 60% bis 70% aller Demenzerkrankungen die am Häufigsten auftretende und in ihrer Erscheinungsform die Auffälligste (IQWiG, 2009, S. 1). Die Analyse kam zu sehr differenzierten, jedoch für Pflegepersonen relevanten Ergebnissen. Das IQWiG (2009) erkennt das Angehörigentraining als entscheidenden Faktor für längeren Verbleib zu Hause, kognitive Verfahren verantwortlich für spürbare Verbesserung für die Betroffenen und günstige Effekte im Zusammenhang mit körperlicher und psychosozialer Aktivierung (IQWiG, 2009, S. vii). In den Rahmenempfehlungen zum Umgang mit Menschen mit Demenz sprechen sich Bartholomeycik et al. (2006) für den Einsatz gezielter Aktivität in

Form von Gruppenaktivierung oder, in speziellen Fällen in Form von Einzelaktivierung aus (Bartholomeycik et al., 2006, S. 48ff). Das IQWiG (2009) nennt es wünschenswert, zusätzlich randomisierte Studien durchzuführen, da in der Analyse ein Vergleich und eine Auswertung der Studien durch unterschiedlichste Voraussetzungen sehr erschwert wurde (IQWiG, 2009, S. viii), daher sollen bei den TeilnehmerInnen des Weiterbildungslehrganges auch die Kompetenzen zur Mitarbeit an wissenschaftlichen Projekten gefördert werden.

Das ÖBIG (2008) schafft in seinem Bericht eine Trennung zwischen Angeboten zur Alltagsbeschäftigung und pflegerischer Betreuung. Dabei wird unter anderem Tanz, Gymnastik Gedächtnistraining als Alltagsbeschäftigung und neben anderen, das psychobiografische Pflegemodell nach Böhm (1999) und Validation als häufig in Österreich angewandtes, pflegerisches Betreuungskonzept genannt. Im geplanten Weiterbildungslehrgang soll eine derartige Trennung von Alltag und Pflege aufgehoben werden. Die beiden Bereiche sollen sich ergänzen.

4.3.5 Die Evaluierung der Maßnahmen

Behrens/Langer (2006) nennen den Schritt der Evaluation als unverzichtbar, denn, so Behrens/Langer (2006), dabei wird klar, ob der Prozess das Problem gelöst hat oder eine Veränderung des Zieles oder der Strategie erforderlich ist (Behrens/Langer, 2006, S. 41). Müller-Staub (2010) nennt es als allgemein anerkannt, dass ExpertInnen nicht nur psychomotorische und affektive Fähigkeiten haben müssen, sondern dass auch kritisches Denken erforderlich ist, um Pflegediagnosen zu formulieren, Interventionsentscheidungen zu treffen und so bessere Ergebnisse zu erzielen (Müller-Staub, 2010, S. 238f). Daraus geht hervor, dass die Evaluation besondere Kompetenzen von den Pflegenden abverlangt, da Rückschlüsse gezogen werden und Konsequenzen abgeleitet werden müssen.

4.3.6 Nicht in den Bereich des Pflegeprozesses fallende, zu erwerbende Kompetenzen

Eine Vielzahl von Forderungen an den gehobenen Dienst für Gesundheits- und Krankenpflege sind bereits derzeit und in Zukunft noch verstärkt, außerhalb des Betreuungsverhältnisses zu erfüllen. Dazu zählen unter anderem die Qualitätssicherung in der Versorgung, das Erarbeiten von Verbesserungsvorschlägen, das Vernetzen der Einrichtungen und Disziplinen, die Koordinierung von Fort- und Weiterbildungen, die Organisation von Hilfsmitteln, das Erkennen von Risikofaktoren und Einleiten von Präventionsmaßnahmen, die Gesundheitsförderung, das wissenschaftliche Arbeiten und begründete Anwenden von

Interventionen, das Angehörigentraining, die Öffentlichkeitsarbeit, das case and care Management, um nur einige zu nennen.

Aus den Darstellungen lässt sich die Vieldimensionalität des Aufgabenbereiches der Betreuung von Menschen mit Demenz und deren Angehörige erkennen. Um die Vielschichtigkeit im Bildungsbereich zu berücksichtigen, schlägt Greb (2008) die Bearbeitung von konkreten Fallbeispielen in Form einer heuristischen Matrix vor. Greb (2008) nennt den Kriteriensatz der Matrix die Grundlage zur Themenfindung auf der Basis von Rahmenlehrplänen zur [...] *systematischen, erfahrungsbezogenen Reflexion des berufspraktischen und pflegewissenschaftlich geformten Gegenstandes entlang seiner immanenten Widersprüche* (Greb, 2008, S. 49). Bei der Konstruktion des Curriculums ist zudem zu berücksichtigen, dass es sich bei den TeilnehmerInnen um Erwachsene handelt und, wie aus dem 6. Kapitel zu erkennen ist, entsprechende Lehr/Lernvoraussetzungen geschaffen werden müssen. Nach den Beschreibungen der KMK (2011) sollte das Lernfeldkonzept das geeignete Curriculumskonstruktionskonzept zur Erfüllung dieser Voraussetzungen darstellen, dazu wird im nächsten Kapitel das Lernfeldkonzept vorgestellt.

5. Das Lernfeldkonzept

Das Lernfeldkonzept wurde 1996 durch die KMK in Deutschland aus dem Grund entwickelt, die Handlungskompetenz in den dualen, beruflichen Grundausbildungen zu fördern (KMK, 2011, S. 10). Auch Reiber (2010) schreibt dem Lernfeldansatz eine konsequente Kompetenzorientierung zu (Reiber, 2010, S. 119).

Dazu wurde in einer, von Schüßler (2004) erwähnten Vergleichsstudie von Haag und Hopperdietzel (2000) festgestellt, dass bei Jüngeren (8. Schulstufe) Lernenden kaum Unterschiede zwischen eher frontal und eher gruppenorientiert unterrichteten Schülern beobachtbar sind, bei älteren Lernenden (10. Schulstufe) sich jedoch signifikante (doppelt so viele Punkte wurden erreicht) Unterschiede im Bereich von Anwendungsaufgaben zeigten. Das lässt die Vermutung zu, so Schüßler (2004), dass sich jüngere Schüler von Anwendungsaufgaben überfordert fühlten, bei älteren Schülern kooperative Lernformen jedoch zu hervorragenden Leistungen führen. Des Weiteren belegt Schüßler (2004) an Hand von empirischen Studien, dass kooperative Lernformen besonders geeignet sind, entsprechende Kompetenzen aufzubauen (Schüßler, 2004, S. 51-52) und führt dazu aus, dass Lernen nur nachhaltig sein kann, wenn es für die eigenen Zwecke relevant wahrgenommen wird und es Lernsituationen ermöglichen, dieses Wissen situiert zu verankern (Schüßler, 2004, S. 25). Diesen Forderungen kommt das Lernfeldkonzept durch Auflösung des Fächerkanons und Schaffung von Lernfeldern nach, so die KMK (2011), indem es gegenüber dem traditionellem Unterricht eine Umkehrung der Perspektive darstellt. Es werden berufliche Problemstellungen herangezogen, um das zur beruflichen Handlungsfähigkeit erforderliche Wissen zu generieren (KMK, 2011, S. 10). Die KMK (2011) beschreibt das Lernfeldkonzept weiter als geeignete Methode zur Förderung von korrespondierendem Wissen, zum Vernetzen von Denken und Handeln und geeignet zur Förderung der Fähigkeit zum Lösen von komplexen Aufgaben und lebenslangem Lernen (KMK, 2011, S. 11). Jedoch zeigen Studien (Reiber, 2010) und die Ergebnisse aus den Modellversuchen (Kapitel 5.2), dass die Umsetzung hinter den Erwartungen zurückbleibt. Tramm (2011) führt dazu aus, dass trotz aller kontroversen Diskussionen die Kompetenzorientierung in den beruflichen Ausbildungen mit dem Lernfeldkonzept deutlich herausgestellt und handlungs- und problemorientiertes Lernen als didaktisches Leitbild der Berufsschulen verankert wurde (Tramm, 2011, S. 7).

5.1 Grundlagen

Den Kern des Lernfeldkonzeptes bildet die Ablösung des Fächerkanons durch, den Bildungsauftrag der Ausbildungsstätte berücksichtigende Lernfelder die aus den beruflichen Handlungsfeldern abgeleitet werden. An die Stelle einer fachlogischen tritt eine handlungslogische Struktur. *„Handlungsfelder sollten als komplexe Aufgabenstellungen problemorientiert formuliert werden"* (Sloane, 2001, S. 8). Die Handlungsfelder werden in weiterer Folge, als Bestandteil der Curriculumsentwicklung zu Lernfeldern aufbereitet. Die curriculare Präzisionsarbeit verlagert sich somit in die Ausbildungseinrichtungen (Sloane, 2001, S. 9). Handlungsfelder stellen komplexe Aufgabenbereiche aus dem beruflichen, privaten oder gesellschaftlichen Bereich dar und sind, da sie zukünftige Aspekte des Berufes berücksichtigen, nicht deckungsgleich mit Arbeitsprozessen (Schneider, 2005, S. 86). Lernfelder werden didaktisch begründet, aus Handlungsfeldern abgeleitet und in Form von handlungsorientiertem Unterricht in den Ausbildungsstätten bearbeitet (Schneider, 2005, S. 87). Der Zusammenhang von Handlungsfeldern, Lernfeldern und Lernsituationen wird von Bader (2001) wie in Abb. 4 dargestellt, veranschaulicht.

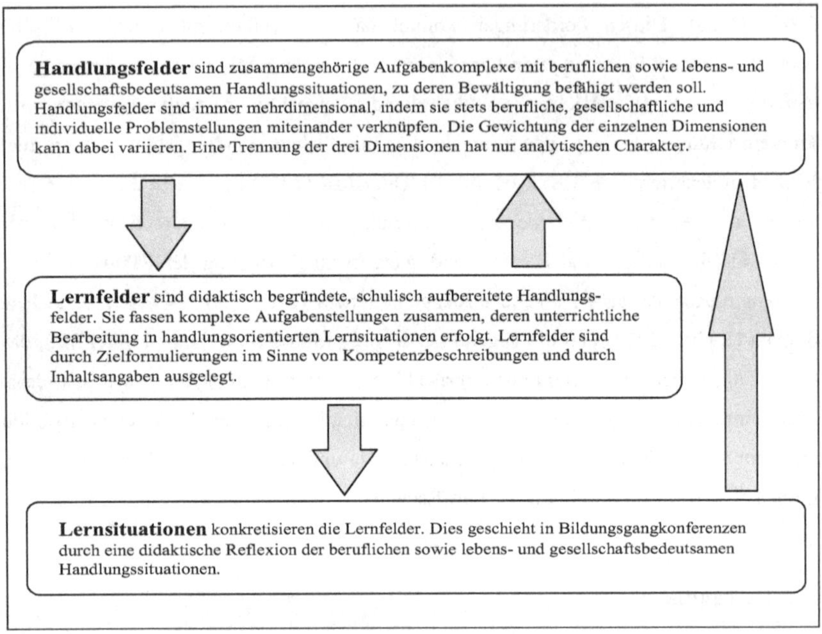

Abbildung 4: Das Lernfeldkonzept, Quelle: Bader, 2001

Das Ziel der beruflichen Ausbildung ist die Handlungskompetenz zu fördern und für die Fortführung der Kompetenzentwicklung, es handelt sich dabei um einen lebenslangen Prozess, entsprechende Grundsteine zu legen (Bader, 2001, S. 22). Weiter führt Bader (2001) aus, dass sich Lernfelder am Kompetenzbegriff zu orientieren haben, und schließt daraus, dass es keine, auf nur einen Kompetenzaspekt der Handlungskompetenz isolierten Lernfelder geben kann (Bader, 2001, S. 25).

5.1.1 Handlungsfelder

Bischoff-Wanner (2004) beschreibt Handlungsfelder als *„berufliche Aufgabenbereiche innerhalb eines umfassenden gesellschaftlich und wirtschaftlich relevanten Handlungssystems"*. Im Falle der Pflege, so Bischoff-Warner (2004) weiter, ist das Handlungssystem die Gesundheitswirtschaft und Handlungsfelder können das Krankenhaus, Altenhilfe oder ambulante Dienste sein (Bischoff-Wanner, 2004, S. 15). Für den Inhalt dieser

Arbeit, die Weiterbildung des gehobenen Dienstes für Gesundheits- und Krankenpflege, geht diese Definition zu wenig weit, das Tätigkeitsfeld der Pflege bei Demenz kann nicht auf einen dieser Bereiche beschränkt werden. Die Beschreibung von Schneider (2005), Handlungsfelder sind komplexe Aufgabenbereiche mit Problemstellungen aus dem beruflichen, gesellschaftlichen oder privaten Bereich (Schneider, 2005, S. 86) geht hier schon weiter.
Als geeignet für die vorliegende Arbeit hat sich die Darstellung des Handlungsfeldes im Schlussbericht („Pflegeausbildung in Bewegung". Ein Modellvorhaben zur Weiterentwicklung der Pflegeberufe. Schlussbericht der wissenschaftlichen Begleitung) des deutschen Bundesministeriums für Familie, Senioren, Frauen und Jugend (BMFSFJ, 2008), herausgestellt. Im genannten Projekt hatte die wissenschaftliche Begleitung den Auftrag, acht Modellprojekte zur Zusammenführung der Pflegeausbildungen in Deutschland bei der Curriculumskonstruktion und der Evaluation zu beraten und nennt Handlungsfelder aus Handlungssituationen abgeleitete Grundlagen zur Bildung von Lernfeldern und Lernsituationen. Handlungssituationen stellen dabei einen Bezug zur realen Anwendung dar (BMFSFJ, 2008, S. 107). Diese Vorgehensweise beschreibt das Ziel der geplanten Weiterbildung sehr gut. Der gehobene Dienst für Gesundheits- und Krankenpflege wird dabei mit Kompetenzen zur Betreuung und Pflege von dementiell veränderten Personen ausgestattet, das Handlungsfeld wird daher nicht von Umgebungsfaktoren bestimmt, sondern von der Situation des jeweilig Betroffenen und entspricht damit dem gesetzlich geregelten Handlungsfeld des gehobenen Dienstes für Gesundheits- und Krankenpflege. Dazu werden die, in der Grundausbildung erworbenen Kenntnisse und Fertigkeiten in der Weiterbildung um entsprechende Lernfelder ergänzt.
Um aus Handlungsfeldern Lernfelder abzuleiten, nennt Bader (2001) den Bildungsauftrag der Ausbildungsstätte als wichtigstes Kriterium (Bader, 2001, S. 18).

5.1.2 Lernfelder

Lernfelder sind kompetenzorientierte, curriculare Einheiten, die aus Handlungsfeldern abgeleitet und didaktisch begründet werden. Lernfelder werden mit Zielen, Kompetenzbeschreibungen, Inhalten und Zeitrichtwerten arbeitsprozessorientiert formuliert (Schewior-Popp, 2005, S. 9). Charakteristisch für Lernfelder ist ihre interdisziplinäre und mehrdimensionale Ausrichtung, sie beinhalten berufliche Handlungssituationen und berücksichtigen den Bildungsauftrag (Schneider, 2005, S. 87). Falk (2006) nennt als Grundlage zur Formulierung von Lernfeldern die Analyse gegenwärtiger und zukünftiger

Problemstellungen zur Ermittlung der zu erwerbenden Kompetenzen. Weiter schreibt Falk (2006), dass den Lehrenden in dieser Phase die Aufgabe zukommt, zu entscheiden, was, warum, wann und wie gelernt werden soll (Falk, 2006, S. 23). Huisinga/Buchmann (2006) fordern zur Konstruktion von Lernfeldern einen Bezug zur objektiven Gegebenheit von Arbeit und zum Bildungsauftrag. Dazu sind Konstitutionslogiken, Paradigmen und Rationalitäten ebenso in ein Curriculumskonstrukt einzubeziehen wie die im Feld vorfindbaren Interessen, Konflikte und Widersprüche (Huisinga/Buchmann, 2006, S. 33). Huisinga/Buchmann (2006) empfehlen daher drei Arten von Lernfeldern zu unterscheiden und zwar Basislernfelder, arbeitspraktische Transfer-Lernfelder und Lernfelder besonderer subjektbezogener Qualifikation (Huisinga/Buchmann, 2006, S. 36f). Diese Empfehlung wird in vorliegender Arbeit aufgegriffen, da wie Huisinga/Buchmann (2006) weiter ausführen, eine grundlegende Orientierung in den Basislernfeldern erforderlich ist, um Verwirrung zu vermeiden, eine Auswahl prototypischer Konstellationen als tendenzielle Simulation der Arbeitsrealität den Lernerfolg sicherstellen sollen und in subjektbezogenen Lernfeldern das fachliche Können, die Erfahrung, die Reflexivität, die gesellschaftlichen Interessen sowie kulturelle und sozialisatorische Faktoren zu Tragen kommen (Huisinga/Buchmann, 2006, S. 37). Aus Lernfeldern werden in weiterer Folge Lernsituationen entwickelt.

5.1.3 Lernsituationen

Ziel des Lernfeldkonzeptes ist die Entwicklung der beruflichen Handlungskompetenz und dieses Ziel soll in den Berufsausbildungen anhand der handlungsorientierten Bearbeitung von komplexen Aufgabenstellungen erreicht werden. Der Kooperationsverbund niedersächsischer Krankenpflegeschulen (2006) nennt es eine logische Konsequenz, dass im Unterricht an Handlungssituationen, und in der Praxis in Handlungssituationen gelernt wird (Kooperationsverbund niedersächsischer Krankenpflegeschulen, 2006, S. 12).

Nachdem im Lernfeldkonzept die Curriculumsarbeit mit der Bestimmung der Lernfelder und der darin enthaltenen Inhalten, Lernziele, Zeitrichtwerten und Kompetenzbeschreibungen abgeschlossen ist, erfolgt die Umsetzung in konkreten Lernsituationen. Für Lehrsituationen sind Feinziele zu bestimmen, diese sind, nach Schewior-Popp (2005) in den Bereichen Kognition, Affektion und Psychomotorik festzulegen und dienen als Grundlage der Unterrichtsplanung (Schewior-Popp, 2005, S. 52-62). Dem Unterrichtsentwurf sollte eine Situations-, eine Sach- und eine didaktische Analyse vorausgehen, auf deren Grundlage eine Planungsentscheidung getroffen werden kann (Schewior-Popp, 2005, S. 74ff).

Zur Veranschaulichung soll ein Beispiel dienen.

Aufgabenstellung: „*Ihre Aufgabe besteht darin, für eine Bewohnerin/einen Bewohner eine Dokumentationsmappe zu erstellen*" (Falk, 2006, S. 73)

Modell der vollständigen Handlung:

1. Informieren/Analysieren

   Die SchülerInnen erfassen das Problem und analysieren die Gegebenheiten (Gesetze, welche Inhalte sind erforderlich usw.).
2. Planen

   Die SchülerInnen planen die Vorgehensweise, wie welche Informationen beschafft werden, erstellen eines Zeit- und Arbeitsplanes, sowie die Kriterien zur Bewertung der Ergebnisse.
3. Entscheiden

   Die SchülerInnen einigen sich auf eine Vorgehensweise
4. Ausführen

   Die vereinbarte Vorgansweise wird ausgeführt
5. Kontrollieren, Bewerten

   Die Ergebnisse werden präsentiert und beurteilt. Die formalen Kriterien wurden in Punkt 2 festgelegt
6. Reflexion des Arbeitsprozesses

(Falk, 2006, S. 31-32)

Die Detailplanung der Unterrichtseinheiten erfolgt anhand der Aufgabenstellung. Entscheidungen über Methode und Medien werden von den Lehrkräften getroffen (z. B. empfiehlt Falk (2006) für die Bearbeitung der genannten Aufgabenstellung die Leittextmethode).

5.2 Ergebnisse von Implementierungsmodellen des Lernfeldkonzeptes

Die KMK erstellt in Deutschland verbindliche Rahmenlehrpläne für die duale, berufliche Grundausbildung. Um auf die veränderten Anforderungen des Arbeitsmarktes und auf die Modernisierungsforderungen der Wirtschaft zu reagieren, wurde 1996 das Lernfeldkonzept entwickelt und eingeführt. In den darauffolgenden Jahren wurde dieses Konzept in mehreren, wissenschaftlich begleiteten Modellversuchen in die duale Berufsausbildung implementiert. Im Folgenden werden die Ergebnisse von drei, für die vorliegende Arbeit relevanten Modellversuchen zusammenfassend dargestellt.

5.2.1 Modellversuch „Gemeinsame Pflegeausbildung“ (1996 – 2001)

Ausgehend von einer Arbeitsgruppe der Caritas des Bistums Essen wurde 1996 der 5 jährige Versuch gestartet, in Deutschland eine gemeinsame Ausbildung von Kranken-, Kinderkranken und Altenpflege zu strukturieren und dazu, auf der gesetzlichen Grundlage, ein entsprechendes Curriculum zu entwickeln. Interessant ist dieser Modellversuch in Zusammenhang mit der vorliegenden Arbeit, da die Autorinnen Oelke/Menke (1996) sich umfassend mit dem lernfeldstrukturierten Curriculum auseinandersetzten.

Auf der Basis der kritisch-konstruktivistischen Theorie von Klafki (1971, 1975, 1977) lehnen Oelke/Menke (1996) ihr Curriculum an Schlüsselqualifikationen an und nennen in der 2., korrigierten Auflage ihres Werkes die Zielvorgaben in den Rahmenlehrplänen der KMK nicht realistisch (Oelke/Menke, 2005, S. 101). Schewior-Popp (2005) führt dazu an, dass die gesetzlichen Neuordnungen der Pflegeberufe einen deutlichen Bezug zu den Handreichungen der KMK aufweisen (Schewior-Popp, 2005, S. 3).

Oelke/Menke (2005) nennen die Fächerauflösung und die Strukturierung nach curricularen Bausteinen, die sich an Situationen ausrichten, die Quintessenz der Curricular (Oelke/Menke, 2005, S. 106). Das berufliche Tätigkeitsfeld ist durch natürliche Lebenssituationen geprägt und im fächerintegrativen Modell werden Pflegeleistungen, die bisher nicht erkennbar waren, benannt (Oelke/Menke, 2005, S. 108f). Als Kennzeichen eines handlungsorientierten Curriculums nennen Oelke/Menke (2005):

- Keine operationalisierten Lernziele
- Themenfelder mit Kommentaren (Zielbeschreibung in Form von Kompetenzen)
- Lerneinheiten mit konkreten Vorgaben

(Oelke/Menke, 2005, S. 102).

Bei der summativen Evaluierung des Modellversuches antworteten die SchülerInnen auf die Frage, ob sie die Kompetenzen in einem hohen Masse erworben hätten, recht unterschiedlich. Als Erklärung für die relativ schlechte Bewertung durch die KinderkrankenpflegeschülerInnen wird der Druck aus der Praxis angeführt. KinderkrankenpflegeschülerInnen wurden im praktischen Unterricht gezwungen sich deutlich mehr Fachwissen anzueignen und wurden zudem häufiger durch Gastdozenten frontal unterrichtet (Oelke/Menke, 2005, S. 42ff). In Summe wurde der fächerintegrative Unterricht durchwegs positiv bewertet. 61% der SchülerInnen und 100% der Lehrenden befürworteten diese Form des Unterrichtes (Oelke/Menke, 2005, S. 47).

Zur Förderung der Kompetenzen im Unterricht müssen Lehrende sich den Auszubildenden zuwenden und diese unterstützen. Oelke/Menke (2005) nennen Pflege vorwiegend situatives Handeln, wobei der Biografiearbeit und deren Deutung und Interpretation große Bedeutung zukommt (Oelke/Menke, 2005, S. 115).

5.2.2 Modellversuch „Neue Lernkonzepte in der dualen Berufsausbildung" (1998 – 2003)

In Deutschland wurde das Lernfeldkonzept in den Jahren 1998 bis 2003 in 21 Modellversuchen, diese erstreckten sich über 14 Bundesländer, unter wissenschaftlicher Begleitung erprobt. Ziele der Untersuchung waren die Modernisierung der Ausbildung und die Stärkung der Innovationsfähigkeit der Berufsschulen (BLK, 2004, S. 11). Als Kriterien zur Zielerreichung wurden folgende Faktoren festgelegt:

- Arbeitsprozessorientierung
- Selbstorganisiertes Handeln
- Berufliche Handlungsfähigkeit
- Ganzheitliches Lernen

Zur formativen und summativen Evaluation wurde ein Evaluationsteam gebildet, bestehend aus zwei oder drei Wissenschaftlern zur Moderation von Teamsitzungen. Die mittels Fragebögen erhobenen Daten dienten als Diskussionsgrundlage in den Evaluationssitzungen (BLK, 2004, S. 49). Die Untersuchungen kamen zu dem Ergebnis, dass, obwohl sich der Unterricht nur partiell verändert hat, Frontalunterricht war nach der Modellversuchsphase immer noch die vorherrschende Unterrichtsmethode (BLK, 2004, S. 103), die Neuausrichtung des Unterrichtes nach dem Lernfeldkonzept den Weg zur Handlungsorientierung ebnet. Trotz der Tatsache, dass sich die Unterrichtsform kaum verändert hat, wird die Implementierung neuer Lern/Lehrprozesse als wichtigstes Ergebnis der Modellversuche angeführt (BLK, 2004, S. 82). Überraschenderweise sahen zwei Drittel der Befragten die inhaltlichen Ziele, eines der Ziele war die Einführung handlungsorientierten Unterrichtes, der Modellversuche als erreicht an (BLK, 2004, S. 104).

Vollstädt (2009) nennt die Akteure und die schulischen Rahmenbedingungen als wichtigste Wirkungsfaktoren neuer Lehrpläne, er beschreibt die schulischen Curricula als die eigentlichen Rahmenlehrpläne (Vollstädt, 2009, S. 4) und gibt weiter an, dass sich die Qualität der schulinternen Pläne seit dem Lernfeldkonzept deutlich verbessert haben (Vollstädt, 2009, S. 8). In den o.g. Modellversuchen, zwei Modellversuche (NELE,

SELUBA) beschäftigten sich intensiv mit der Implementierung des Lernfeldkonzeptes, werden die fehlende curriculare Kompetenz der Lehrer, die fehlende Praxis der Lehrer mit dem Konzept und Probleme bei der erstmaligen Verwendung des Lernfeldkonzeptes als Ursachen für die geringe Umsetzung neuer Lehr/Lernmethoden genannt (BLK, 2004, S. 47).

5.2.3 Modellversuch „Pflegeausbildung in Bewegung“ (2004 – 2008)

Weitere Ergebnisse zur Implementierung des Lernfeldkonzeptes, in diesem Fall in die Pflegeausbildung, lieferte das Modellvorhaben des deutschen Bundesministeriums für Familie, Senioren, Frauen und Jugend (BMFSFJ) aus den Jahren 2004 bis 2008. Inhalt dieses Vorhabens waren 8 Modellversuche zur Zusammenlegung der Pflegeausbildungen von Allgemeiner, Kinder- und Altenkrankenpflege an 15 Krankenpflegeschulen, sowie die Evaluierung der lernfeldorientierten, von den Einrichtungen erstellten Curricula. Begleitet wurden die Modellversuche durch das wissenschaftliche Institut der Ärzte Deutschlands (WIAD) und das deutsche Institut für Pflegewissenschaft (dip).

In den Modellversuchen wurden, als pflegewissenschaftliches Novum, die handlungsorientierten Curricula evaluiert und zur Kompetenzerfassung ein Instrument („KKR Pflege plus“), angelehnt an das Kasseler-Kompetenz-Raster (KKR) entwickelt (BMFSFJ, 2008, S. 33f). Drei Ausbildungseinrichtungen orientierten sich am Curriculum von Oelke/Menke (1996), drei bezogen sich auf die Handreichung der KMK, einmal wurde das Curriculum von Universitätsmitarbeitern im Vorfeld erstellt und ein Curriculum entstand aus einem Expertenkonsens der Lehrenden. Evaluiert wurden die Kompetenzen der Schüler und der Grad der Integration der Ausbildungen, formativ in der Mitte der Versuche und summativ mittels „KKR Pflege plus“ und Erhebung der Selbst- und Fremdeinschätzung mittels strukturierter Interviews und deren Inhaltsanalyse.

Die Ausgangslage war geprägt durch vorwiegend Frontalunterricht, sodass die SchülerInnen erst an das selbstorganisierte Lernen herangeführt werden mussten (BMFSFJ, 2008, S. 12). Die Lehrkräfte gaben zu 67% an, das erste Mal mit Kompetenzorientierung im Unterricht konfrontiert worden zu sein (BMFSFJ, 2008, S. 112).

In der Abschlussbewertung nannten 58% der SchülerInnen das lernfeldorientierte Curriculum eine gute Grundlage zur Berufsvorbereitung, nur 37% der SchülerInnen bewerteten die Fächerstruktur als gut (BMFSFJ, 2008, S. 111). 75% der Lehrkräfte bewerteten das Unterrichten nach dem Lernfeldcurriculum als leicht, 51% der LehrerInnen befanden nach

Abschluss der Modellversuche eine Fächerstruktur sogar als ungeeignet für die Pflegeausbildung (BMFSFJ, 2008, S. 112).
Als weitere Ergebnisse wurden festgestellt, dass die vorangehende Schulbildung und das Geschlecht der Auszubildenden auf die Kompetenzentwicklung kaum Einfluss haben, entscheidende Unterschiede ergaben sich jedoch im Hinblick auf das Alter. Ältere (über 40 jährige) Auszubildende zeigten im Bereich der Kompetenzentwicklung deutlich bessere Ergebnisse als Junge (18 bis 20 jährige) SchülerInnen (BMFSFJ, 2008, S. 166ff).
Das Team der wissenschaftlichen Begleitung kam zu folgenden Schlussfolgerungen:

1. Die Konstruktion der Curricula auf Schulebene ist für eine verantwortungsvolle Ausbildung unverzichtbar
2. Alle Beteiligten (Ausbildner, Praxisanleiter, SchülerInnen, Schulleitung) sind in den Entwicklungsprozess aktiv zu beteiligen
3. Zur erfolgreichen Umsetzung in der Schule sind Handreichungen zu erstellen
4. Besonders erfolgreich war handlungsorientierter Unterricht in Verbindung mit Reflexion und Lernstandsrückmeldungen

Als Einschränkung muss angeführt werden, dass die teilnehmenden Ausbildungsstätten über Anträge (keine Randomisierung) in die Modellprojekte aufgenommen und eine Kontrollgruppe durch den Auftraggeber abgelehnt wurde. Alle Vergleichsergebnisse ergaben sich lediglich aus den zwei Messzeitpunkten im Verlauf der Modellprojekte.

5.3 Diskussion

In den verschiedenen Implementierungsmodellen wurde das Lernfeldkonzept auf seine Umsetzbarkeit in den Berufsausbildungen hin überprüft und ausdifferenziert. In Bezug zur Verwertbarkeit für die vorliegende Arbeit müssen eine fehlende Lernwirkungsforschung des Konzeptes im Sinne von Schüßler (2004) und fehlende Absichten in diese Richtung angeführt werden. In keinem der Modelle war es Ziel, einen Vergleich zu anderen Curriculumskonstruktionskonzepten herzustellen, noch diesbezüglich Untersuchungen durchzuführen, daher liegen in dieser Richtung keine Ergebnisse vor und weitere Untersuchungen wären sinnvoll.
Jedoch konnten unterschiedlichste Problemstellen in den verschiedenen Ebenen der Implementierung von neuen Konzepten und Methoden, im Speziellen des Lernfeldkonzeptes, in die duale Berufsausbildung herausgearbeitet werden. Diese Ergebnisse sind durchaus

relevant für die Entwicklung von Curricula für die Weiterbildung der Pflegeberufe. So erfordert der Lernfeldansatz die Verlagerung der Curriculumsarbeit an die Schulen und sollte zu einer einschneidenden Veränderung der Lehrendentätigkeit und der Unterrichtsgestaltung führen. Jedoch konnte mit der Einführung des Lernfeldkonzeptes eine Veränderung im Bereich des Unterrichtes hin zum handlungsorientierten und selbstorganisiertem Lernen kaum bis gar nicht festgestellt werden (Kapitel 5.2.2).

Neben fehlender curricularer Kompetenz der Lehrenden haben sich der LehrerInneneinsatzplan und die vorherrschenden Prüfungsgepflogenheiten als Probleme herausgestellt (BLK, 2004, S. 47). Für die SchülerInnen bedeutete die Einführung des Konzeptes einen Wechsel vom Konsumenten zum Produzenten von Wissen, wobei sich eine Unterforderung von lernstarken und Überforderung von lernschwachen SchülerInnen und eine mangelnde Akzeptanz der kreativen Methoden festgestellt wurde (BLK, 2004, S. 52). Als weitere Schwierigkeit erwies sich die Forderung an die Lehrpersonen, Lernfelder didaktisch zu begründen. Während innerhalb der Fächerstruktur das Lehrbuchwissen dem Unterricht zugrunde gelegt und gelehrt wird, sind Lernfelder, so Huisinga/Buchmann (2006), Relationierungen einer gesellschaftlich objektiven Gegebenheit von Arbeit und dem Bildungsauftrag der Ausbildungsstätte, außerdem müssen, so Huisinga/Buchmann (2006) weiter, die im Feld vorfindbaren Interessen, Konflikte und Widersprüche zur Geltung gebracht werden (Huisinga/Buchmann, 2006, S. 33), was sich als immense Herausforderung für die Lehrenden darstellte.

Insgesamt wurde das Lernfeldkonzept trotzdem in allen Modellversuchen als Impulsgeber in der Berufspädagogik bewertet, jedoch traten Schwächen im Bereich der Interpretation und in der konkreten Umsetzung auf. Jedenfalls, so die BLK (2004) „[…] *erwuchs ein lebendiger Dialog und ein innovativer Wettstreit in der Ausgestaltung moderner Curricula*“ (BLK, 2004, S. 139). Auch in der schulischen Grundausbildung im Pflegebereich in Deutschland wurde das Lernen nach Lern- oder Themenfeldern mehrheitlich positiv bewertet, einige Lehrkräfte bewerteten die Fächerstruktur im Nachhinein sogar als ungeeignet für die berufliche Ausbildung in der Pflege (Kapitel 5.2.3).

Im Curriculum für die Grundausbildung des ÖBIG (2003) wird handlungsorientierter, fächerübergreifender Unterricht zur Förderung der Handlungskompetenz empfohlen, die Umsetzung muss in den Ausbildungen von den Lehrkräften erfolgen. Zwar können die Ursachen der genannten Evaluierungsergebnisse des ÖBIG (2011) für Österreich an dieser Stelle nicht benannt werden, jedoch belegen Studien (Reiber 2010, Schüssler 2004, BLK 2004), dass in Deutschland handlungsorientierter Unterricht nur schleppend bis gar nicht in die Schulen Einzug findet, für Österreich ist eine entsprechende Untersuchung ausständig. Auch Schüßler (2004) kam zu dem Schluss, dass trotz der Erkenntnis, das kooperative Lernformen zu besseren Ergebnissen führen, diese kaum im Unterricht Anwendung finden (Schüßler, 2004, S. 52). Mögliche Ursachen wurden bereits genannt (fehlende curriculare Kompetenzen der Lehrkräfte, bestehende LehrerInneneinsatzplanung, vorhandene Prüfungsmodalitäten, fehlende Erfahrungen der Lehrenden mit „neuen Lernformen"). Reiber (2010) kommentiert diese Problematik folgendermaßen: Es lässt sich *„[...] das Spannungsverhältnis zwischen Anspruch an eine neue Lernkultur und alltäglicher Unterrichts- und Ausbildungsgestaltung – wie manch anderer Widerspruch zwischen pädagogischer Ambition und Wirklichkeit- nicht vollständig auflösen, sondern, im besten Fall produktiv nutzen"* (Reiber, 2010, S. 128). Weiter meint Reiber (2010), dass anstelle der Veränderung durch normative Begriffe und Setzungen dieser Semantik, sich Schule und Unterricht aus der Praxis heraus verändern könnten (lernende Schule), und zwar durch Einbezug der Lehrenden in die Reflexion und Erforschung von Unterricht (Reiber, 2010, S. 128). In diesem Zusammenhang sei nochmals das Projekt von Rogalski (2010) „Community medicine nursing – *Projekt zur Entwicklung eines praxisnahen, lernenden Curriculums*" genannt. Parallelen zur vorliegenden Arbeit sind durchaus gegeben, da auch in der geplanten Weiterbildung ein Qualifikationsprofil zwar theoretisch vorliegt, praktische Erfahrungen bisher jedoch noch ausständig sind.

Folgt man den Ausführungen Schüßlers (2004) in ihrer Metaanalyse zur Erfassung der Lernwirkung neuer Lernformen, so weiß man zwar um die Notwendigkeit „neuer" Lernformen (so neu sind diese lt. Schüßler 2004 gar nicht) aufgrund der arbeitsstrukturellen Veränderungen und dem Wandel zur Wissensgesellschaft, jedoch liegen kaum empirische Ergebnisse über deren Wirkung vor. Die Lernwirkungsmessung wird, wie Schüßler (2004) weiter ausführt, immer noch zwischen Lernfortschrittsmessung bis zur Behauptung der Unmöglichkeit diskutiert und sie bringt mit der Nachhaltigkeit einen weiteren Gesichtspunkt in die Diskussion ein. Schüßler (2004) vergleicht die Erforschung der Nachhaltigkeit von Lernformen mit der Suche nach dem heiligen Gral (Schüßler, 2004, S. 3).

Für die vorliegende Arbeit relevant sind die Ergebnisse Schüßlers (2004) im Weiterbildungsbereich. Sie kam zu dem Ergebnis, dass die Arbeit an authentischen Fallbeispielen für die Teilnehmenden eine konkrete Erweiterung der beruflichen Handlungskompetenz bedeutet und dazu anregt, an den eignen Handlungsproblematiken zu arbeiten. Zudem unterstütze diese Lernmethode die Bereitschaft bei den Teilnehmenden „[...] *sich auf andere Wirklichkeitskonstruktionen einzulassen und eigene, aber nicht mehr funktionale Handlungs- und Deutungsmuster einer Veränderung zugänglich zu machen"* (Schüßler, 2004, S. 61).

Im vorliegenden Weiterbildungslehrgang sollen die Problemstellungen aus den Tätigkeitsbereichen der TeilnehmerInnen die Ausgangssituation zur Lernfeld- und Unterrichtsgestaltung bilden und darauf aufbauend schrittweise erweitert werden. Zur Sicherstellung der zu erreichenden Lernziele (Kapitel 7) werden Lernzielvereinbarungen (siehe Anhang) getroffen, dies entspricht den Empfehlungen des ÖBIG (2003, S. 18). In diesem Bereich weicht die Konstruktion des vorliegenden Curriculums von den Handreichungen der KMK (2011) ab. Die Lernsituationen, bei der KMK (2011) durch die Lehrenden formuliert und didaktisch begründet, werden im Weiterbildungslehrgang in Zusammenarbeit mit den TeilnehmerInnen bestimmt und mit der, von Greb (2008) vorgestellten Matrix (Kapitel 7.3.3) bearbeitet. Die Begründung dieser Entscheidung liegt, wie im nächsten Kapitel dargestellt, an den Besonderheiten im Bereich der Erwachsenenbildung.

6. Lernen im Erwachsenenalter

Die Verschiebung der Alterspyramide wirkt sich in zweierlei Hinsicht auf die Berufsfelder auch in der Pflege aus. Einerseits steigt die Zahl der Menschen, die aufgrund des höheren Lebensalters Unterstützung benötigen, andererseits werden auch die Berufstätigen immer älter. Dazu führen Wiesner/Wolter (2005) aus, dass Lernen im höherem Alter durch die rasche Entwertung der beruflichen Erstausbildung und der dadurch erforderlichen, lebensbegleitenden Fort- und Weiterbildung zur Erhaltung der Beschäftigungsfähigkeit unumgänglich wird (Wiesner/Wolter, 2005, S. 19). Es entwickelt sich, so Schneider (2005), der Lebenslauf von Berufstätigen immer mehr zu einem *„bunten Flickenteppich",* dies verlangt von den Erwerbstätigen immer öfter die Aneignung von zusätzlichen Qualifikationen (Schneider, 2005, S. 83) womit auch die Anforderungen an die Fort- und Weiterbildungsangebote steigen.

Im Zusammenhang mit „Lernen im Erwachsenenalter" führt das deutsche Institut für Erwachsenenbildung (DIE, 2005) aus, dass in Studien (Hamburger Studie, Faulstich/Grell, 2003, Gießener Studie, Forneck/Springer, 2005) deutlich gezeigt werden konnte, dass der Personenbezug in der Weiterbildung, im Sinne von biografisch orientierter Lernberatung mit selbstgesteuertem Lernen ein notwendiges Analyse- und Handlungsprinzip darstellt (DIE,

2005, S. 13). Die Biografieorientierung soll helfen, so das DIE (2005) weiter, Autonomie und Selbstverantwortung zu stärken sowie eigenständige Problembewältigung zu fördern. Integrierter Erfahrungsbezug garantiert, dass Lernende als handelnde Subjekte verstanden werden (DIE, 2005, S. 6). Lernen entsteht nach der DIE (2005) im Zusammenhang mit einem Problem lösen wollen (expansiv) oder müssen (defensiv). Für Personen entsteht somit bei Problemen ein Grund zu lernen oder nicht zu lernen und diese Gründe sind biografisch verankert (DIE, 2005, S. 26f), demnach handelt es sich beim Lernen Erwachsener um Anschlusslernen (DIE, 2005, S. 27, Schüßler, 2004, S. 67). In einer Untersuchung zur Aufdeckung von Lernwiderständen im Erwachsenbereich kamen die AutorInnen zu den Ergebnissen, dass sich Lernwiderstände und Lernstrategien grundsätzlich einer empirischen Erfassung entziehen (DIE, 2005, S. 91). Im Rahmen dieses Projektes wurde festgestellt, dass es kein „Rezeptwissen" zu Lehr/Lernsituationen geben kann, es jedoch möglich ist den Lernenden die entstehende Lernhemmnisse als Interpretationshintergründe und somit biografisch und situiert zugänglich zu machen (DIE, 2005, S. 92). In einer weiteren Untersuchung zum Thema „Lernberatung", geschaffen wurde eine ermöglichungsdidaktische Selbstlernarchitektur, kamen die Autoren zu bedeutenden, empirischen Ergebnissen. Die DIE (2005) führt dazu an: „ *Sowohl auf materialer, formaler und motivationaler Ebene können wir [...] deutlich weitreichendere Lernentwicklungen [...] deutlich höhere materiale Kenntnisse, [...] und eine höhere Lernselbstständigkeit feststellen und [...] die Teilnehmer waren deutlich zufriedener mit ihrer Lernarbeit. Damit lässt sich ein eindeutig positiver Effekt der Selbstlernarchitektur feststellen"* (DIE, 2005, S. 160f). Aufgrund dieser Ergebnisse kommen die AutorInnen zu dem Schluss, dass pädagogisches Handeln zwar nicht auf das psychische System zielen kann, jedoch eine Wirkung auf die Form einer Person sehr gezielt ausgeübt wird. Was, nach Einschätzung des DIE (2005) zur Aufgabe der Emphatisierung des Subjektes und zur Aufgabe der Abwehr professioneller Steuerung führen könnte (DIE, 2005, S. 161).

Lebenslanges Lernen wird, aus Sicht der DIE (2005) als biografischer Bewältigungsprozess gesehen und daher bestimmen Erfahrungen und erprobte Strategien den Umgang mit neuen Lernsituationen (DIE, 2005, S. 165). Auch Alheit/Felden (2009) führen dazu aus, dass es ohne Biografie kein Lernen gibt und ohne Lernen keine Biografie (Alheit/Felden, 2009, S. 9). In diesem Zusammenhang spricht Schüßler (2004) von der großen Bedeutung der Integration gemachter Erfahrungen und bestehender Überzeugungen in den Lehr/Lernprozess (Schüßler, 20ß04, S. 67). Weiter führt Schüßler (2004) aus, dass durch die Schaffung offener Lernkontexte, die Erhöhung des Selbstrealisierungspotenzials und der Innovation Lernwiderstände vermieden werden können. Dieses selbstorganisierte Lernen bietet den

Lernenden die Möglichkeit, Inhalte und Lernziele selbst zu bestimmen (Schüßler, 2004, S. 27). Herzberg/Truschkat (2009) nennen selbstorganisiertes Lernen erst dann selbstorganisiert, wenn sich das Lernziel, die Lernweise und die Überprüfung zu den Lernenden verlagert, schränken jedoch ein, dass biografieanalytische Studien aufzeigen, dass die Grenzen selbstorganisierten Lernens in tief sitzenden, habituellen Mustern zu finden sind und selbstgesteuertes Lernen milieuabhängig nicht überall gleich gut umgesetzt werden kann.
Für den, in dieser Arbeit vorgestellten Weiterbildungslehrgang sind die genannten Ergebnisse relevant, da umfangreiche Fähigkeiten, Fertigkeiten und Kompetenzen erworben werden sollen, es sich um Erwachsenenbildung handelt und entsprechende, begünstigende Bedingungen geschaffen werden müssen. Um das zu erreichen wird unter Berücksichtigung der vorliegenden Studienergebnisse (Schüßler 2004, DIE 2005, Rogalski 2010 u.a.) ein lernendes Curriculum entwickelt. Im nächsten Kapitel werden die Lehr/Lernziele des geplanten Weiterbildungslehrganges dargestellt.

7. Lehr/Lernziele der Weiterbildung „Pflege bei Demenz"

Die im Weiterbildungslehrgang zu erwerbenden Qualifikationen werden in der vorliegenden Arbeit auf der Basis des Demenzberichtes (2009), den Evaluationsergebnissen des ÖBIG (2011) und den Empfehlungen von Bartholomeycik et. al (2006) dargestellt ebenso die zu übernehmenden Aufgabenkomplexe im primären, sekundären und tertiären Arbeitsfeld, womit die Lernziele des Weiterbildungslehrganges definiert sind.

7.1 Aufgabenkomplexe

Wie in Kapitel 2.1 dargestellt, ergeben sich aus der Versorgungsituation von Demenzkranken in Österreich für die AbsolventInnen des Weiterbildungslehrganges folgende Aufgabenkomplexe in allen drei Aufgabenfeldern:

- Analyse der Situation Demenzkranker
- Erhebung der Problemstellungen (z.B. Personalmangel, Zeitmangel, fehlende finanzielle Mittel, fehlendes Fachwissen, fehlende Angebote usw.)
- Erarbeitung von Lösungsvorschlägen und Darstellung der Ressourcen auf der Basis der gewonnen Erkenntnisse. Auswahl entsprechender Methoden und Materialien.

- Erstellen von Konzepten zur Umsetzung der Lösungen (Personalbedarfsrechnung, Einsatzplanung, Kostenrechnungen)
- Umsetzung der Maßnahmen unter Einbezug aller Beteiligten Professionen
- Begleitung der Umsetzungsvorgänge und entsprechende Dokumentation
- Evaluierungszeitpunkte und –maßnahmen festlegen und Evaluierung durchführen
- Entsprechende Konsequenzen ableiten und transportieren
- Aufbau entsprechender Strukturen zur Versorgung von Angehörigen und Betroffenen
- Öffentlichkeitsarbeit
- Mitarbeit und/oder Initiierung entsprechender Forschungsprojekte (z.B. in Zusammenarbeit mit einer Fachhochschule oder Universität)

7.2 Qualifikationsprofil

Wie in Kapitel 2 dargestellt ergibt sich für die AbsolventInnen folgendes Qualifikationsprofil:

7.2.1 Fachkompetenz

Definiert als die Fähigkeit, mit entsprechendem Fachwissen Aufgaben selbstständig durchführen zu können (siehe Kapitel 3.1)

- Ausreichendes Fachwissen über die Erkrankung Demenz deren Verlauf, Diagnostik und Therapiemöglichkeiten.
- Kenntnisse im Bereich von Pflegekonzepte und deren Anwendung und Wirkungen (z.B. basale Stimulation®, Validation®, Kinästhetik usw.).
- Kenntnisse im Bereich von Pflegemodellen und deren Anwendungsmöglichkeiten (z.B. Kitwood, Roper, Böhm, IPK® usw.).
- Kenntnisse im Bereich der Pharmakologie.
- Kenntnisse im Bereich der am Markt zur Verfügung stehenden Unterstützungsmöglichkeiten und Hilfsmittel und die Organisation derselben.
- Kenntnisse im Bereich der Pflegegeldeinstufung und deren Durchführung.
- Kenntnisse im Bereich Diabetes mellitus, Onkologie, Rheumatologie und anderer alterstypischer Erkrankungen (z.B. grauer Star, Schwerhörigkeit usw.) und deren Auswirkungen und Therapien.

- Kenntnisse über die vorherrschende Gesetzeslage (z.B. Heimaufenthaltsgesetz, Pflegegeldgesetz, Sachwalterschaft usw.) und deren Auswirkungen auf das Handlungsfeld Pflege.
- Kenntnisse über das österreichische Gesundheitssystem (ELGA)
- Computerkenntnisse
- Dokumentationssysteme und deren Anwendung.
- Kenntnisse und Anwendung von präventive Massnahmen und Gesundheitsförderung speziell im Bereich der Pflege von Menschen mit Demenz.
- Kenntnisse über Unfallgefahren im Haushaltsbereich und Anwendung präventiver Massnahmen.
- Grundkenntnisse im Bereich Wundmanagement.
- Kenntnisse im Bereich evidence-based-nursing.

7.2.2 Methodenkompetenz

Definiert als Fähigkeit selbstständig Lösungswege mit geeigneten Methoden zu erarbeiten, ebenso die Auswahl und der Einsatz geeigneter Methoden zur Zielerreichung (siehe Kapitel 3.1). Auf der Basis des Fachwissens und neuester wissenschaftlicher Erkenntnisse sind geeignete Maßnahmen und Methoden zu erarbeiten und zur Lösung bestehender Problematiken einzusetzen. Zu den Methoden zählen:

- Biografiearbeit:

  Wie bereits in Kapitel 4.3.1 dargestellt reicht es nicht aus, eine Biografie mittels standardisierter Biografiebögen zu erheben, so Sander (2005), da ein Erfassen des biografischen Sinnes in den Informationen so nicht gelingt, vielmehr soll ein offenes, vertrauensvolles Gespräch stattfinden. Sander (2005) ortet erforderliche Kompetenzen bei den Fachkräften im Bereich „sich einlassen können" und „ zuhören und interpretierendes Verstehen" und fordert sowohl reflexive als auch gestalterische Fähigkeiten. Für die Ausbildung nennt Sander (2005) ein selbstreflektives Vorgehen als geeignet und schlägt die Methode „Lebenskurve" vor. Für die Praxis empfiehlt Sander (2005) das Anlegen eines „Lebensbuches" für die Betroffenen (Sander, 2005, S. 54f). Auf der Basis der Biografie werden die Methoden zur sensorischen und psychomotorischen Aktivierung, zum Realitätsorientierungstraining und zur Lebensraumgestaltung gewählt.

- Einsatz von Assessmentinstrumenten:
  Dieser Bereich wurde im Kapitel 4.3.1 bereits erwähnt. Bartholomeycik/Halek (2009) stellen in ihrem Werk 13 Instrumente zur Unterstützung der Pflegediagnostik vor. Die DGPPN und die DGN (2009) fordern die Erfassung der Demenz-assoziierten psychischen und Verhaltenssymptome (z.B. Cohen-Mansfield Agitation Inventory, need driven dementia compromised behavior model NDB, dementia care mapping usw.) und Beeinträchtigungen der Alltagsbewältigung (z.B. Pflegeabhängigkeitsskala) sowie der Belastungssituation pflegender Bezugspersonen und nennen validierte Skalen (z.B. Caregiver Burden Skale) zur Erfassung derselben, um entsprechend reagieren zu können. Es existiert, so die DGPPN und die DGN (2009) weiter, ein Zusammenhang zwischen der Belastung Angehöriger und der Einweisung in vollstationären Einrichtungen ((DGPPN, DGN, 2009, S. 81). Mit dem Einsatz von Assessmentinstrumenten wird eine Evaluation und eine wissenschaftliche Verwertbarkeit von Daten ermöglicht (Bartholomeycik/Halek, 2009, S. 22). Empfohlen wird durch Bartholomeycik et al. (2006) der Einsatz von verstehender Diagnostik auf der Basis des NDB (Bartholomeycik et al., 2006, S. 40).
- Auswahl geeigneter Aktivierungs- und Pflegekonzepte und -methoden:
  Dazu nennen Bartholomeycik et al. (2006) das Ziel der Betreuung die gemeinsame Alltagsbewältigung und nennen das situativ angemessene Reagieren auf Verhaltensweisen die pflegerische Leistung. Pflegende und Betreuende müssen versuchen, so Bartholomeycik et al. (2006) weiter, sich den Menschen mit Demenz anzupassen (Bartholomeycik et al., 2006, S. 20f). Studien haben gezeigt, dass segregative Wohngruppen eine geringere Häufigkeit bei der Anwendung von freiheitsbeschränkenden Massnahmen, ein stabileres Sozialverhalten und eine deutlich höher Stimmung aufweisen, und sich damit von integrativen Betreuungsformen unterscheiden (Bartholomeycik et al., 2006, S. 25). Einigkeit herrscht in Expertenkreisen (ÖAG, 2010, IQWiG, 2009, Bartholomeycik et al. 2006, DGPPN, DGN, 2009, CCIV, 2009, VMAS 2006) über den Einsatz von aktivierenden Maßnahmen, trotz teilweiser schwacher evidence zeigen einige Ergebnisse eine Verbesserung der Situation von Betroffenen und Angehörigen. Die Massnahmen sollten situativ und individuell ausgewählt werden. Häufig angewandte Methoden in der Dementenpflege sind Validation®, basale Stimulation®, Snoezelen, integratives Pflegekonzept® und noch einige.

- Case and care Management:
  Beschreibt die Fähigkeit des Personals, individuell die entsprechenden Unterstützungsmöglichkeiten, sei es im Bereich der Angehörigenbetreuung, der Pflegegeldeinstufung, Selbsthilfegruppen, Unterbringungsangebote für Betroffene, Angehörigenurlaub, Mitversicherung pflegender Angehöriger, mobile Dienste, Pflegekarenz als auch für die Betroffenen spezielle Trainings, Hilfsmittel (z.B. Rollator, Wechseldruckmatratze usw.) zu organisieren sowie beratend und begleitend zur Verfügung zu stehen. In einer Evaluationsstudie zur Patientenbegleitung (case management) kamen Löcherbach et al. (2010) zu den Ergebnissen, dass gezielte Patientenbegleitung zu erhöhter Kundenzufriedenheit, zu Effektivitätssteigerungen, zu Qualitätssteigerungen im Versorgungssystem, zu Effizienzsteigerungen und einer besseren Systemakzeptanz bei den Betroffenen führten, ausgeblieben sind jedoch die erwarteten finanziellen Effekte für die Krankenkasse, im genannten Fall die Bosch BKK (Löcherbach et al., 2010, S. 199f). Im Demenzbericht (2009) wird die Orientierung am case-management Ansatz als Idealausprägung beschrieben (CCIV, 2009, S. 219).
- Personalmanagement und -führung
  Zur Koordinierung der Hilfsdienste und des Betreuungspersonals (z. B. ehrenamtlich Tätige) sowie zusätzlichen Diensten wie Essen auf Rädern, Ergo- und Physiotherapeuten. Beinhaltet auch die Personalbedarfsberechnung und Organisation desselben (Stellenausschreibungen und Einstellung von Personal).

7.2.3 Sozial-kommunikative Kompetenz

Wie in Kapitel 3.1 dargestellt, handelt es sich dabei um die Fähigkeit, sich mit anderen unabhängig von Alter, Geschlecht, Herkunft, Bildung und Religion verantwortungsbewusst auseinanderzusetzen und sich gruppen- und beziehungsorientiert zu verhalten und die Fähigkeit, soziale Beziehungen zu leben und zu gestalten. Diese Kompetenz ist essentiell für die Tätigkeit im Pflegebereich.

7.2.4 Personale Kompetenz/Lernkompetenz

Personale Kompetenz nach Schneider (2005) wird beim ÖBIG (2003) als methodische Fachkompetenz bezeichnet und als Anwendung von Lerntechniken und geistigen

Arbeitstechniken sowie die Fähigkeit, sich Zugang zu Informationsquellen zu schaffen, um diese dann auch im Sinne von selbstorganisiertem und lebenslangem Lernen zu nutzen, verstanden (Kapitel 3.1). Dieser Definition schließt sich vorliegende Arbeit an.

7.3 Durchführungsvoraussetzungen für die Weiterbildung

Nach den grundsätzlichen, curricularen Entscheidungen sind, um die genannten Ziele zu erreichen und den Erwerb der Kompetenzen zu fördern, verschiedene Dimensionen in der Planung von Unterricht zu berücksichtigen. Schewior-Popp (2005) nennt dazu

- Die Situationsdimension
- Die Zieldimension
- Die Inhaltsdimension
- Die Methoden- und Organisationsdimension

(Schewior-Popp, 2005, S. 48).

In der vorliegenden Arbeit werden diese Empfehlungen aufgegriffen und, wie in den folgenden Abschnitten dargestellt, umgesetzt.

7.3.1 Situationsdimension

Mit der Situationsdimension sind hier die Bedingungen zur Durchführung des Lehrganges zu erfassen. Dazu zählen zum Einen die Rahmenbedingungen und zum Anderen die Lernvoraussetzungen der TeilnehmerInnen.

Zu den Rahmenbedingungen zählen die TeilnehmerInnenzahl, die Ausstattung des Raumes mit entsprechenden Hilfsmitteln (Beamer, Flipchart usw.), die Unterrichtszeit, der Ablauf der Weiterbildung, die Zusammensetzung des Lehrganges und das Lernklima. Für den dargestellten Lehrgang sind eine TeilnehmerInnenhöchstzahl von 18 und eine Mindestzahl von 12 Personen zielführend. Einerseits, um eine entsprechende Durchmischung der Gruppe zur Bearbeitung der unterschiedlichen Arbeitsprozesse aus den verschiedenen Settings zu gewährleisten und andererseits für Gruppenarbeiten eine Teilung zu ermöglichen. Zusätzlich soll eine entsprechende Kommunikation im Plenum noch möglich sein. Als Hilfsmittel werden ein Beamer, drei Flipcharts, ein Videorecorder und ein Internetzugang benötigt, zudem muss der Raum verdunkelbar sein. Vorzugsweise sollten die Möbel verstellbar sein um das Arbeiten in mehreren Gruppen zu erleichtern. Die Zusammensetzung des Lehrganges wurde bereits in Kapitel 2.3 diskutiert. Der Weiterbildungslehrgang wird in Modulen zu jeweils zwei Tagen, jeweils 10 Unterrichtseinheiten von 08.00 Uhr bis 17.00 Uhr (Freitag, Samstag) einmal monatlich, berufsbegleitend durchgeführt (Abb. 5).

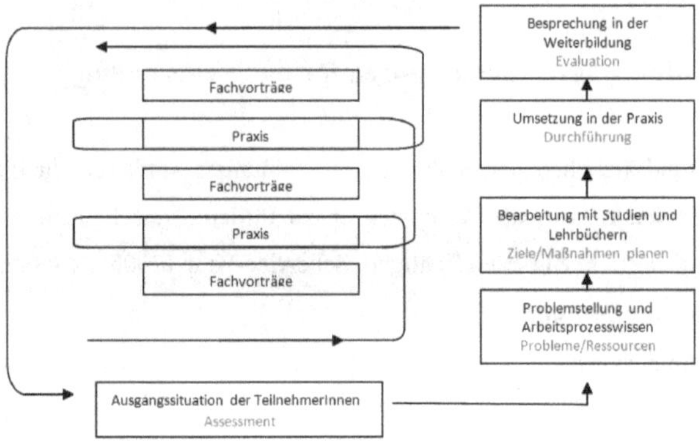

Abbildung 5: Ablauf der Weiterbildung, eigene Darstellung

Als weitere Faktoren nennt Schewior-Popp (2005) die Lernvoraussetzungen der TeilnehmerInnen als entscheidend zum Gelingen der Weiterbildung. Bei den leistungs- und sachbezogenen Voraussetzungen, dazu zählen kognitive, psychomotorisch-pragmatische, lerntechnische und sprachliche Faktoren kann auf Grund der Vorausbildung und der Berufserfahrung (mindestens zwei Jahre bevorzugt in der mobilen und stationären Altenpflege als Kriterium zur Aufnahme in den Lehrgang) im gehobenen Dienst für Gesundheits- und Krankenpflege mit ausreichend bereits vorhandenen Kompetenzen gerechnet werden. Bei den persönlichkeitsbezogenen Faktoren, dazu zählen die Motivation, die emotionalen, die sozialen, die kulturellen und psychischen Voraussetzungen sollten auf Grund der freiwilligen Anmeldung keine Lernhindernisse zu erwarten sein. Jedoch, damit schließt sich die vorliegende Arbeit der Meinung von Schewior-Popp (2005) an, gibt es keine Möglichkeit alle Einflüsse bis ins Detail zu berücksichtigen und eine entsprechende Anpassung des Unterrichtes an die jeweilige Situation wird von den Lehrenden immer gefordert sein (Schewior-Popp, 2005, S. 50). Auch die DIE (2005) kommt zu dem Ergebnis, dass es kein Rezeptwissen zur Lehr/Lernsituation geben kann (Kapitel 4). Diese Erkenntnis wird von Meyer (2007) gestützt, wenn er schreibt, dass *„Eine allgemeingültige lerntheoretische Begründung des Unterrichtsganges [..]“* unmöglich ist (Meyer, 2010, S. 108). Trotzdem sollte auf eine Analyse der Dimensionen zur Unterrichtsgestaltung auf keinen

Fall verzichtet werden da diese die reflexive Grundlage des Unterrichtes bilden (Schewior-Popp, 2005, S. 50).

7.3.2 Zieldimension

Eine Unterrichtsplanung kommt ohne Zielformulierung nicht aus, darin sind sich eine Vielzahl von AutorInnen (Schewior-Popp, 2005, Falk/Kerres, 2006, Oelke/Menke, 2005) einig. Meyer (2007) nennt die Auswertungsphase als unverzichtbar im handlungsorientierten Unterricht (Meyer, 2010, S. 404). Für die geplante Weiterbildung wurden die Grobziele bereits in Kapitel 7.1 und 7.2 formuliert. Diese Grobziele bilden sich in den Lernfeldern ab. Die Feinziele werden in Zusammenarbeit der Lernenden mit den Lehrenden (wie bereits im Curriculum des ÖBIG, 2003, empfohlen) in den Unterrichtseinheiten festgelegt. Schewior-Popp (2005) nennt Lernziele in den Bereichen kognitiv, affektiv und psychomotorisch (Schewior-Popp, 2005, S. 55-62), Oelke/Menke (2005) führen dazu aus, dass sich derartige Lernzielformulierungen mit den Prämissen der konstruktivistischen Didaktik nicht vereinbaren lassen (Oelke/Menke, 2005, S. 100). Die Kritik Oelke/Menkes aufgreifend werden für die vorliegende Arbeit die Lernziele Falk/Kerres (2006) folgend, in den Bereichen Fach-, Personal-, Sozial- und Methodenkompetenz (Falk/Kerres, 2006, S. 28f) festgelegt. Dies entspricht auch dem qualifikatorischen Ansatz der Curriculumskonstruktion von Robinson (1967). Ein Offenlassen der Ziele im Sinne von Oelke/Menke (2005) erfolgt im Rahmen des geplanten Unterrichtes in Form der „Projektmethode“ insofern, dass die TeilnehmerInnen das Ziel ihres Projektes im Rahmen der erforderlichen Qualifikationszieles selbst definieren. Diese Form der Zieldefinition folgt den Ausführungen aus Kapitel 6.

7.3.3 Inhaltsdimension

Die Inhalte der Weiterbildung sind durch das Thema „Pflege bei Demenz“ bestimmt. Eine fachwissenschaftlich-sachlogische Orientierung wird durch Integration fachwissenschaftlicher Erkenntnisse in das jeweilige, durch die TeilnehmerInnen zu erarbeitende Projekt hergestellt. Eine Kompetenz- und qualifikationsbezogene Orientierung erfolgt in der Zielformulierung und die pädagogisch didaktische Orientierung wird durch die Bearbeitung der Problemstellungen im Unterricht in Form der, von Greb/Hoops (2008) vorgestellten Matrix definiert (Abb. 6). Durch die Bearbeitung der Problemstellungen anhand der dargestellten Matrix wird der Forderung der KMK (2011) nach Verknüpfung von beruflicher, gesellschaftlicher und individueller Problemstellung ebenso entsprochen, wie dem von Behrens/Langer (2006) geforderten Einbezug der institutionellen und persönlichen Präferenzen der Betreuenden und Betroffenen.

Perspektiven	**Individuum**	**Interaktion**	**Institution**
Krankheitserleben	Sich fremd werden Vertrautheit	Aggression, Identifizierung von Mustern	Individualität und Standards
Helfen (Pflege)	Beziehung und Methode Hilflose Mächtigkeit Befriedete Begegnung	Selbstbestimmung, Fremdbestimmung	Tradition und Emanzipation
Gesundheitswesen	Individuum und Organisation	Humanisierung, Sozialtechnologie	Rentabilität und soziale Gerechtigkeit

Abbildung 6: Strukturgitter Pflege, Quelle: Greb/Hoops 2008, adaptierte Darstellung

Greb (2008) beschreibt die vertikale Anordnung mit den Vermittlungsinstanzen Individuum, Interaktion und Institution als den Vermittlungsprozess von Pflege innerhalb einer gesellschaftlichen Institution und stellt somit durch die Bearbeitung der Pflegesituationen im Unterricht anhand der Matrix die Vermittlung des gesellschaftlich-kulturellen Geprägtseins jeder Pflegehandlung in Bezug auf das Subjekt sicher (Greb, 2008, S. 45). Die horizontale Ebene der Matrix stellt das Metaparadigma der Pflege dar, sie beruft sich dabei auf die Definition von Fawcett (1996). Wobei durch Greb (2008) das Konzept „Umwelt“ durch das Gesundheitswesen ersetzt wird, da ihrer Meinung nach, durch die Komponente „Krankheitserleben“ die individuelle Umwelt in ausreichendem Maß erfasst wird. Greb (2008) fasst dabei die, von Fawcett (1996) getrennt beschriebenen Konzepte „Mensch“ und „Gesundheit“ in einem Begriff zusammen, da, ihren Ausführungen nach, nicht „die Person“ Gegenstand pflegerischer Interpretationen und „die Gesundheit“ nicht Anlass für Interventionen sein kann sondern das „Krankheitserleben“ im Mittelpunkt des Interesses stehen muss (Greb, 2008, S. 46f). Der Begriff „Pflege“ wird in der Darstellung von Greb (2008) durch den Begriff „Helfen“ ersetzt, da nach Einschätzung von Greb (2008) dieser Ausdruck das Wesen der Pflege sehr viel besser erfasst (Greb, 2008, S. 47).

Dieser Interpretation schließt sich die vorliegende Arbeit vollinhaltlich an.

7.3.4 Methoden und Organisationsdimension

In den vorangegangenen Abschnitten wurde das „Was soll gelernt werden“ der Weiterbildung beschrieben. Inhalt dieses Kapitels ist das „wie und wann soll es gelernt werden“. Für den geplanten Weiterbildungslehrgang hat sich die Projektmethode aus den unten dargestellten Gründen als geeignete Methode herauskristallisiert. Die Projektmethode gilt nach Schewior-Popp (2005) als moderne, schülerorientierte und offene Methode, in der sich Schüler und Lehrer einem Thema zuwenden und sich die Schüler selbst die Arbeitsmittel und Informationen besorgen um ein gemeinsames Produkt zu präsentieren (Schewior-Popp, 2005, S. 161). Falk (2010) nennt die Projektmethode eine offene Lernform mit der Rücksichtnahme auf die Problemlage der Teilnehmer (Falk, 2010, S. 148). Folgt man dazu den Ausführungen Schüßlers (2004) und des DIE (2005) sollte im Rahmen der Weiterbildung der Erwerb der geforderten Kompetenzen mit der geplanten Methode sicher zu stellen sein. Ein Projekt folgt den entwicklungslogischen Schritten einer vollständigen Handlung und vollzieht sich in den sechs Schritten der Assessmenterhebung, Erhebung der Probleme und Ressourcen, Planung, Durchführung und Evaluierung der Massnahmen. Im dualen Ablauf der Weiterbildung sollen die, in der Theorie erarbeiteten Lösungen in der Praxis getestet und die Ergebnisse in den Theoriemodulen weiter bearbeitet werden (Abb. 6). Das geplante Projekt erstreckt sich über die gesamte Laufzeit der Weiterbildung, wobei die TeilnehmerInnen entsprechend ihrer Vorerfahrungen und gegebenen Problemstellungen den Inhalt und das Ziel ihres Projektes selbst definieren. Am Ende der Weiterbildung, als Prüfungsleistung soll das fertige Projekt einer Prüfungskommission in einer Präsentation vorgestellt und begründet werden.

Die Sicherstellung, dass im gesamten Ablauf der Weiterbildung die Problemstellungen anhand der beschriebenen Matrix bearbeitet werden, erfolgt durch Nennung einer Leitung der Weiterbildung, die im gesamten Verlauf den Lehrgang begleitet und die optionalen Fachvorträge (siehe Abb. 6) organisiert.

8. Das Curriculum der Weiterbildung „Pflege bei Demenz“

Für die Grundausbildung des gehobenen Dienstes für Gesundheits- und Krankenpflege ist das Curriculum des ÖBIG (2003) bindend, ebenso wie die Ausbildungsverordnung (GuK-AV). In den didaktischen Grundsätzen der Ausbildungsverordnung ist dem Erarbeiten und Verstehen grundlegender Lehrinhalte gegenüber einer *„vielfältigen, oberflächlichen Wissensvermittlung“* der Vorzug zu geben ist (BGBl. Nr. 179/1999, §3) wodurch eine

Fächerstrukturierung durchaus begründet scheint. In der Weiterbildung liegt der Fokus auf dem Erwerb von Kompetenzen zur Lösung vorliegender und zukünftig zu erwartender Problemstellungen. Dieses Ziel ist besonders in der Erwachsenenbildung, wie empirische Ergebnisse zeigen, mit kooperativen, problemorientierten Lernformen zu erreichen. Daher wird in der vorliegenden Arbeit auf der Basis des Lernfeldkonzeptes der KMK (2011) ein Rahmencurriculum entwickelt.

8.1 Grundsatzentscheidungen

In der Ausführung wurde eine offene, spiralige Rahmencurriculumsstruktur gewählt. Offen, da die Situationsbedingungen im Sinne des handlungsorientierten Unterrichtes die selbstständige und selbstverantwortliche Realisierung der Ausbildungsziele durch die TeilnehmerInnen ermöglichen soll (angelehnt an die Curriculumskonstruktion des ÖBIG 2003). Eine vollständige Offenheit kann, so auch Schewior-Popp (2005) auf Grund zu erreichender Ausbildungsziele nicht ermöglicht werden (Schewior-Popp, 2005, S. 14). Spiralig, da die Themen im Laufe der Weiterbildung durch die Praxiserfahrungen der TeilnehmerInnen vertieft und ausgebaut werden. Im Rahmen der Weiterbildung sollen die Inhalte und Ziele, die erforderlichen Kompetenzen, im Sinne von Rogalski (2010) durch die TeilnehmerInnen mitbestimmt werden. Die Lehrkraft hat die Aufgabe, lenkend, organisierend und beratend zur Verfügung zu stehen.

Die Darstellung (Abb. 7) ist als Richtlinie zu verstehen, die Zeitangaben gelten als Richtwerte. Der Verlauf der Weiterbildung und die Reihenfolge der Fachvorträge werden durch die TeilnehmerInnen mitbestimmt. Ein lernendes Curriculum bietet die Möglichkeit, Inhalte und Abläufe gegebenenfalls an die Lernbedürfnisse der TeilnehmerInnen anzupassen.

Modul	Lernfeldtitel	Inhalt	UE	Kommentar
1	Assessmenterhebung Teil I 1. Schritt EBN	Die Demenzerkrankungen und deren Auswirkungen, Versorgungssituation in Österreich, Situation in den Settings, Projektvorstellung, Lerntagebuch	20	Fachvortrag „Demenz, Krankheitsverlauf und pflegerische Diagnostik“
2	Assessmenterhebung Teil II	Assessmentinstrumente, Fachvortrag „Diagnostik und med. Therapie bei Demenz“, Biografiearbeit, Multimorbidität, Bearbeitung im Projekt	20	Fachvortrag medikamentöse Therapie bei Demenz, Professionelle Biografieerhebung

Modul	Lernfeldtitel	Inhalt	UE	Kommentar
3	Pflegebedürftigkeit Probleme/Ressourcen Teil I	Problemerfassung im Zusammenhang mit dem Gesundheitswesen in den Settings ambulante, stationäre, häuslicher Bereich, Einschätzung der Pflegebedürftigkeit bei Demenz, Pflegegeldeinstufung, Gesundheitsförderung, Bearbeitung im Projekt	20	Fachvortrag „Pflegegeldeinstufung bei Demenz", rechtliche Möglichkeiten
4	Pflegebedürftigkeit Probleme/Ressourcen Teil II	Erfassen der Probleme im Bereich „Pflege bei Demenz" bei der Umsetzung von patientenorientierter Pflege, institutionelle Erfordernisse, problematische Kommunikation, Bearbeitung im Projekt	20	Fachvortrag „Kommunikation bei Demenz, Validation"
5	Pflegebedürftigkeit Probleme/Ressourcen Teil III	Erfassen vorhandener und möglicher, nutzbarer Ressourcen, Alltagsgestaltung in den Settings, internationale Leitlinien, Bearbeitung im Projekt	20	Fachvortrag „Unterstützungsmöglichkeiten für pflegende Angehörige und professionell Pflegende"
6	Pflegediagnostik Teil I 2. Schritt EBN	Erstellen der Pflegediagnose und professionelle Dokumentationsinstrumente, z.B. Dementia care mapping, Lebensbuch usw., Bearbeitung des Projektes	20	Fachvortrag „Professionelle Dokumentation bei Demenz"
7	Pflegediagnostik Teil II	Qualität der Pflegediagnostik, Auswirkungen auf die Pflege Bearbeitung im Projekt	20	Fachvortrag „Pflegediagnosen bei Demenz"
8	Planen der Maßnahmen Teil I 3. Schritt EBN	Internationale und nationale Leitlinien, Projekte und empirische Befunde. Bearbeitung im Projekt	20	Fachvortrag „Aktivierung in der Pflege bei Demenz"
9	Planen der Maßnahmen Teil II	Behandlungskonzepte: basale Stimulation, Pflege nach Böhm, personenzentrierte Pflege usw.	20	Fachvortrag „Angehörigenberatung"
10	Planen der Maßnahmen Teil III 4. Schritt EBN	Auswahl von Maßnahmen, Bearbeitung im Projekt	20	Fachvortrag „Aktivierungsmethoden und Alltagsgestaltung"
11	Durchführung der Maßnahmen Teil I	Angehörigentraining, Erstellen eines Handbuches, Umsetzung im Alltag, Bearbeitung im Projekt	20	Fachvortrag „Umweltgestaltung"
12	Durchführung der Maßnahmen Teil II 5. Schritt EBN	Durchführung der geplanten Massnahmen in der Praxis inkl. Reflexion, Erforderliches Fachwissen identifizieren, Planen zus. Fachvorträge, Bearbeitung im Projekt	20	Evaluierung der Umsetzung mit der Erarbeitung möglicher Alternativen, Darstellung der Problematiken in der Praxis, erarbeiten von Lösungsmöglichkeiten

Modul	Lernfeldtitel	Inhalt	UE	Kommentar
13	Durchführung der Maßnahmen Teil III	Durchführung der geplanten Massnahmen in der Praxis inkl. Reflexion, Erforderliches Fachwissen identifizieren, Planen zus. Fachvorträge, Bearbeitung im Projekt	20	Evaluierung der Umsetzung mit der Erarbeitung möglicher Alternativen, Darstellung der Problematiken in der Praxis, erarbeiten von Lösungsmöglichkeiten
14	Evaluierung Teil I 6. Schritt EBN	Evaluierung mittels Assessmentinstrumenten, Darstellung der Probleme bei der Umsetzung, Erarbeiten von Lösungsmöglichkeiten,	20	Fachvortrag „Erstellen von Konzepten, Qualitätsmanagement, Riskmanagement bei der Pflege bei Demenz“
15	Evaluierung Teil II	Vorstellung und Besprechung der Projekte, Abschlussprüfung und Evaluierung des Weiterbildungslehrganges	20	
15 Module			300 UE	

Abbildung 7: Tabellarische Darstellung der Lerninhalte, eigene Darstellung

8.2 Umsetzung des lernenden Curriculums

Wie in Kapitel 4 beschrieben, soll in der geplanten Weiterbildung das Konzept des lernenden Curriculums (Rogalsky, 2010) umgesetzt werden. Dazu müssen die, im Eingang des Kapitels getroffenen Entscheidungen zur Unterrichtsgestaltung konkretisiert werden. Die Basisdimensionen zur Unterrichtsgestaltung wurden bereits in Kapitel 7 erörtert. Schewior-Popp (2005) empfiehlt für die Umsetzung in konkreten Lernsituationen keine vollständig geschlossenen Vorgaben, sondern die Formulierung von Standards (Schewior-Popp, 2005, S. 38). Für die Umsetzung in der geplanten Weiterbildung sind folgende, grundsätzliche Entscheidungen, wie aus dem vorangegangen Kapiteln zu entnehmen, bereits getroffen:

- Sicherstellung des Wissenschaftsbezuges durch Verbindung des Prozesses von evidence-based-nursing mit dem Pflegeprozess
- Lernen an authentischen Fallbeispielen:
  wie Schüßler (2004) zeigen konnte, bedeutet diese Vorgehensweise eine konkrete Erweiterung der Handlungskompetenz (Kapitel 5.3), Beispiele könnten durch Lehrende vorbereitet werden oder aus dem Berufsfeld der TeilnehmerInnen stammen

(diese Form ist zu bevorzugen, da situativ verankert eine bessere Lernwirkung zu erwarten ist)

- Bearbeitung der Problemstellungen an Hand der, in Kapitel 7.3.3 dargestellten Matrix, um eine entsprechende Vieldimensionalität zu gewährleisten
- Einsatz der Projektmethode (kooperative Lernform) über den gesamten Verlauf der Weiterbildung, um den Kompetenzerwerb nachvollziehbar zu gestalten (auch für die TeilnehmerInnen)
- Abschlussbeurteilung durch die Vorstellung der Projektergebnisse der TeilnehmerInnen
- Führung eines Lerntagebuches
- Treffen von Lernzielvereinbarungen

Wie in der Arbeit dargestellt werden konnte, sind die Ursachen für den fehlenden Einsatz konstruktivistischer Lernmethoden weniger im Fehlen entsprechender Unterrichtskonzepte zu finden, sondern liegt die Vermutung nahe, dass die Umsetzungsschwierigkeiten im Bereich des Lehrkörpers liegen. Verschiedene Untersuchungen (BLK, 2004, Schüßler, 2004, Reiber, 2010) haben gezeigt, dass trotz des Wissens über die Wirkung „neuer Lernformen" diese kaum im Unterricht umgesetzt werden. Das BLK (2004) kommt zu dem Ergebnis, dass zur Umsetzung neuer Konzepte eine begleitende Fortbildung des Lehrkörpers erforderlich ist.

8.3 Wie lernt das Curriculum?

Nicht nur aus organisatorischen Gründen sind die Festlegung von Inhalten und Umfang einer Weiterbildung sowie die Bestimmung von Lernzielen für die Planung von Unterricht unumgänglich. Schewior-Popp (2005) nennt die Entwicklung von Kompetenzen ohne Ziele in der Ausbildung unmöglich (Schewior-Popp, 2005, S. 52), daher ist es erforderlich, im Vorfeld ein Rahmencurriculum zu entwickeln. Dieses Rahmencurriculum soll mit Hilfe der TeilnehmerInnen weiter entwickelt werden. Diese Vorgehensweise empfiehlt auch Reiber (2010), wenn Sie von der lernenden Schule spricht (Kapitel 5.3).

Im Unterschied zu Rogalski (2010), in diesem Projekt wurden Interviews mit den Pflegekräften analysiert und die Ergebnisse ins Curriculum aufgenommen, wird aus zeitlichen und organisatorischen Gründen in der Weiterbildung auf die von Erpenbeck/Rosenstiel (2003) vorgestellten DACUM Methode zurückgegriffen. Diese Methode beruht auf der Annahme, dass erforderliche Qualifikationen eines Berufes am besten durch erfahrene Facharbeiter beschrieben werden können (Erpenbeck/Rosenstiel, 2003, S. 564).

Um das lernende Curriculum zu verwirklichen, wird zur formalen Evaluierung auf der, vom Experimental Projects Branch, dem Canada Department of Manpower and Immigration und der General Learning Cooperation of New York 1964 entwickelten DACUM Methode zu Beginn jedes Moduls ein etwa maximal halbtätiger Workshop abgehalten. Im Laufe des Workshops werden die zentralen, zu erarbeitenden Problemstellungen definiert und auf Kärtchen oder Flipcharts festgehalten. Dazu ist es erforderlich, dass die TeilnehmerInnen die jeweiligen Praxiserfahrungen mit dem Projektauftrag notieren, diese werden gemeinsam (partizipative Evaluierung) durch Kategorienbildung ausgewertet und mit der, von Greb/Hoops (2008) vorgestellten Matrix (Kapitel 7.3.3) bearbeitet. Der Verlauf der Weiterbildung wird so durch den Lernbedarf der TeilnehmerInnen bestimmt. Die summative Evaluation erfolgt am Ende der Weiterbildungsveranstaltung, die gesammelten Ergebnisse werden einer Sekundäranalyse, im Sinne einer qualitativen Inhaltsanalyse unterzogen und die Ergebnisse in das Curriculum aufgenommen.

Um den organisatorischen Ablauf und eine Zielerreichung sicher zu stellen, gelten die Zeitrichtwerte (Abb. 8) für alle Teilnehmenden als verbindlich. So sollte z.B. das Assessment nach 40 UE abgeschlossen sein.

Nach Erpenbeck/Rosenstiel (2003) liefert die DACUM Methode ausgezeichnete Ergebnisse, zudem werden neben beruflichen Anforderungen auch Entwicklungsperspektiven und Zukunftstrends des Berufsfeldes aufgeschlüsselt (Erpenbeck/Rosenstiel, 2003, S. 565).

8.4 Lernzielsicherung

Während für die Grundausbildung zum gehobenen Dienst für Gesundheits- und Krankenpflege in Österreich ein verbindliches Curriculum mit großteils operationalisierten Lernzielen (z.B. die SchülerInnen können ...darstellen, wiedergeben, aufzeigen, begründen usw.) zur Verfügung steht, werden in Deutschland unterschiedliche Curricula diskutiert. Jedoch führt auch in Deutschland die verbindliche Prüfungsverordnung im Pflegebereich zu Diskussionen in Zusammenhang mit einer handlungs- und kompetenzorientierten Ausbildung und den durchzuführenden Leistungsüberprüfungen. So beschreiben Oelke/Menke (2005) operationalisierte Lernziele ungeeignet im Prozess des selbstorganisierten Lernens (Oelke/Menke, 2005, S. 102), Schewior-Popp (2005) jedoch nennt diese sog. „engen Ziele" erforderlich zur Entwicklung entsprechender Handlungskompetenz in der pflegerischen Grundausbildung (Schewior-Popp, 2005, S. 52). In dem Punkt sind sich die Autorinnen einig, dass Fallbeispiele mit unterschiedlichsten Abstraktionsniveau zur Abbildung von

Kompetenzen geeignet sind. Falk (2010) wiederum definiert Ziele im Bereich der Kompetenzen und stellt einen Beurteilungsraster vor (Falk, 2010, S. 226ff). Bischoff-Wanner (2004) fordert Leistungskontrollen in integrativer Form und offene, problemorientierte Prüfungsformen im Rahmen handlungsorientierten Unterrichtes (Bischoff-Wanner, 2004, S. 35). Wie die Modellversuche der BLK (2004) zeigen, hat sich unter anderem auch die geltende Prüfungsverordnung als Stolperstein in der Implementierung des Lernfeldkonzeptes in die duale Berufsausbildung erwiesen.

Diesem Dilemma der Grundausbildung kann in der Weiterbildung entgangen werden, da gem. GuK-WV die Erreichung der Lernziele gesichert werden muss, über die Art und Weise einer Lernzielsicherung entscheidet der Anbieter bzw. die Landesregierung in Form der bescheidmäßigen Genehmigung. In der geplanten Weiterbildung soll das fertige Projekt mit den erarbeiteten Ergebnissen den Prüfern vorgestellt und diskutiert werden, über die Prüfung ist ein Protokoll anzufertigen.

Um eine partizipative Evaluation des Weiterbildungslehrganges sicher zu stellen, ist einerseits der Einsatz der, von Erpenbeck/Rosenstiel (2003) vorgestellten Methode des „Selbstkonzeptes beruflicher Kompetenz“ (Erpenbeck/Rosenstiel, 2003, S. 229ff) geplant. Dazu werden zu Beginn und am Ende der Veranstaltung die empfohlenen Fragebögen durch die TeilnehmerInnen ausgefüllt, um einen Kompetenzzuwachs sichtbar zu machen. Zur Qualitätssicherung in der Institution (lernende Organisation) wird, den Beschreibungen Schüßlers (2004) folgend eine „[...] *begründungsorientierte, prozessbegleitende, primär qualitative Selbstevaluation (Heiner, 1998, S. 11) mit externer Unterstützung [...]*“ gewählt. Diese wird z.B. mit einer, vom Amt der Kärntner Landesregierung empfohlenen LQW® Zertifizierung erreicht.

9. Zusammenfassung und Diskussion

Wie in der vorliegenden Arbeit gezeigt werden konnte, steht der gehobene Dienst für Gesundheits- und Krankenpflege unter anderen im Bereich der Pflege und Betreuung von Demenzkranken und deren Angehöriger vor großen Herausforderungen im eigenverantwortlichen Bereich. Um diesen Anforderungen zu begegnen, wurde, ausgelöst durch die Evaluierungsergebnisse des ÖBIG (2011) und die Kritiken im Demenzbericht (2009) in der vorliegenden Arbeit unter Einbezug empirischer Ergebnisse aus der Lehr/Lernforschung, ein kompetenzorientiertes Curriculum für eine Weiterbildung des gehobenen Dienstes für Gesundheits- und Krankenpflege im Bereich „Pflege bei Demenz" erarbeitet. Die genannten Berichte attestieren dem gehobenen Dienst mangelnde und teilweise fehlende Handlungskompetenz, gefordert werden daher umfangreiche Veränderungen und ein Paradigmenwechsel im Bereich der Aus- und Weiterbildungen der Pflegeberufe.

Wie empirische Ergebnisse zeigen, sind kooperative, konstruktivistische Lernformen besonders geeignet, den Erwerb entsprechender Kompetenzen besonders im Bereich der Erwachsenenbildung zu fördern. In Deutschland wurde 1996 das Lernfeldkonzept in der dualen berufliche Grundausbildung eingeführt, um den handlungsorientierten Unterricht und damit den Erwerb von Handlungskompetenz und die Fähigkeit des lebenslangen Lernens zu fördern. Jedoch finden „neuen Lernformen", wie in der Arbeit gezeigt werden konnte, kaum Einzug in die Klassenräume. Im Rahmen von Modellversuchen konnten unterschiedliche Probleme bei der Implementierung neuer Lehr/Lernmethoden identifiziert werden. Einige der erkannten Probleme können in der Planungsphase der Weiterbildung zumindest berücksichtigt werden, jedoch gibt es kein „Rezeptwissen", auch das konnte in der Arbeit gezeigt werden, für eine ideale Lehr/Lernsituation.

Eine Begründung für die Wahl eines lernfeldorientierten, offenen, spiraligen Curriculums in der dargestellten Weiterbildung ergibt sich aus den vorgegebenen Aufgabenstellungen und der geplanten Umsetzung in Form der Projektmethode. Eine Fächerstrukturierung ist in diesem Zusammenhang nicht realisierbar. Es wurden sechs Lernfelder dem Pflegeprozess folgend formuliert und werden in Form eines Projektes in Lernsituationen, bestehend aus authentischen Fallbeispielen anhand einer Matrix bearbeitet. Die Definition von Handlungsfeldern und Lernfeldern folgt in dieser Arbeit den Beschreibungen der KMK (2011). In der Erwachsenenbildung ist die Konstruktion von Lernsituationen wie von der KMK (2011) empfohlen, nicht zielführend. Vielmehr erscheint der Ansatz des lernenden Curriculums (Kapitel 8) sehr viel besser geeignet, da es sich bei den TeilnehmerInnen um ExpertInnen aus dem jeweiligen Berufsfeld handelt, umso mehr, da die TeilnehmerInnen ein geeignetes Entwicklungsteam für die Weiterentwicklung des Rahmencurriculums darstellen. Der DACUM Methode folgend sollte damit ein praxisnahes, flexibles Curriculum entstehen.

9.1 Ergebnisse

Zwar wird fehlende Handlungskompetenz beim gehobenen Dienst für Gesundheits- und Krankenpflege in Österreich attestiert und z.B. für fehlende Angebote für die professionelle Betreuung von Demenzkranken verantwortlich gemacht, jedoch fehlen bislang entsprechende, empirisch belegte Qualifikations- und Kompetenzprofile, um in den Aus- und Weiterbildungen entsprechend reagieren zu können. In der vorliegenden Arbeit wurden auf der Basis des Demenzberichtes (2009), der Pflegeberichte (2006, 2007) und empirischer Ergebnisse Qualifikationsprofile abgeleitet (Kapitel 4), es wird jedoch erforderlich sein, entsprechende praktische Erfahrungen in das Curriculum einfließen zu lassen. In der dargestellten Weiterbildung soll dieses Ziel durch das Konzept des lernenden Curriculums nach dem Ansatz Rogalskis (2010) erreicht werden. Eine Qualifikationsforschung in der Pflege wie im Kapitel 4 angesprochen, ist auch in Österreich derzeit weitestgehend noch ausständig.

- Die Frage, welche Fähigkeiten, Fertigkeiten und Kompetenzen des gehobenen Dienstes für Gesundheits- und Krankenpflege zur professionellen Betreuung von Demenzkranken in Österreich erforderlich sind, kann in der vorliegenden Arbeit nur eingeschränkt beantwortet werden.

Zur Förderung des Erwerbs von Kompetenzen und der Fähigkeit des lebenslangen Lernens werden in der Literatur eine Vielzahl von Methoden empfohlen, unter anderem nennt die KMK (2011) das Lernfeldkonzept ein dazu geeignetes Curriculumskonstruktionskonzept. Wie die Ergebnisse aus den Modellversuchen zeigen, jedoch auch nur mit mäßigem Erfolg. Die Wirksamkeit „neuer Lernmethoden“ wurde, wie Schüßler (2004) zeigt, vielfach empirisch untersucht mit sehr differenzierten Ergebnissen. Eine Lernwirkungsmessung scheint nach Schüßler (2004) unter Berücksichtigung der Aspekte, dass Lernen einen subjektiven Prozess darstellt, eine Breitenwirkung auslöst (nicht nur der Lehrinhalt wird gelernt, auch vom Umfeld und über sich selbst wird gelernt), Lernwirkung nicht summativ nach einer Veranstaltung überprüft werden kann und nachhaltiges Lernen von der Lernbiografie beeinflusst wird, nicht unmöglich (Schüßler, 2004, S. 69f). Insgesamt kommt Schüßler (2004) zu dem Ergebnis, dass kooperative, konstruktivistische, problemorientierte oder multimediale Lernumgebungen den traditionellen Lehr/Lernarrangements überlegen sind, eine entsprechende Lernwirkung sich jedoch nicht in jedem Fall daraus ableiten lässt. Zu viele Einflussfaktoren sind zu berücksichtigen. Selbst wenn man 30 abhängige Variablen isoliert untersucht, führt Schüßler (2004) aus, bleibt die Analyse relativ unbefriedigend (Schüßler,

2004, S. 62). Unbestritten ist das Ergebnis aus einer Vielzahl von Untersuchungen, dass entsprechende Situationen geschaffen werden müssen, um Lernen zu ermöglichen, ein „Rezept" für eine ideale Lehr/Lernsituation ist derzeit noch ausständig.

- Die Frage, wie der Erwerb von Fähigkeiten, Fertigkeiten und Kompetenzen in einer Weiterbildung sichergestellt werden kann, kann in der vorliegenden Arbeit insofern beantwortet werden, dass sich eine derartige Sicherstellung als praktisch nicht realisierbar gezeigt hat.

Wie in den vorangegangen Kapiteln dargestellt werden konnte, hängt der Erfolg einer Lehrveranstaltung in erster Linie von den TeilnehmerInnen ab. Verschiedene Ursachen von Lernwiderständen wurden durch empirische Untersuchungen des DIE (2005) untersucht (Kapitel 6), mit dem Ergebnis, dass Lernen einen biografischen Bewältigungsprozess darstellt und damit Erfahrungen und erprobte Strategien den Umgang mit Lernsituationen bestimmen. Die Schaffung entsprechender Lernkontexte wirkt zwar förderlich, kann den Lernprozess jedoch nicht bestimmen. Lernen kann in einer Aus-, Fort- oder Weiterbildung ermöglicht aber nicht produziert werden.

9.2 Diskussion

Um ein Curriculum zu entwickeln, ist eine Vielzahl von Schritten zu durchlaufen, wie das ÖBIG (2003), Schewior-Popp (2005), Oelke/Menke (2005), der Kooperationsverbund der niedersächsischen Krankenpflegeschulen (2006) und noch viele mehr aufzeigen, können während des Prozesses immer wieder unterschiedliche Richtungen eingeschlagen werden. Die vorliegende Arbeit versteht sich als Empfehlung zur Schaffung eines entsprechenden Curriculums zur Weiterbildung des gehobenen Dienstes für Gesundheits- und Krankenpflege im Bereich der Pflege bei Demenz. Es wurde versucht, auf der Basis des Lernfeldkonzeptes der KMK (2011) ein praxisnahes, kompetenzorientiertes Curriculum zu entwickeln, zumindest den Weg dazu aufzuzeigen.

Die in dieser Arbeit vorgestellten Ergebnisse beruhen auf der, im nachfolgenden Verzeichnis genannten Literatur. Auf Grund fehlender Zeitressourcen und der formellen Vorgaben zur Erstellung einer Masterthesis war es nicht möglich, eine entsprechende Anzahl von Experten in den Entwicklungsprozess mit einzubeziehen. Zusätzlich ist ein entsprechendes Qualifikationsprofil für eine Weiterbildung im Bereich Pflege bei Demenz noch ausständig, dieses soll ebenfalls in der Praxiserprobung erstellt werden. Das in Kapitel 7.2 vorgestellte Qualifikationsprofil beruht auf den Ausführungen des Demenzberichtes (2009) und den

Empfehlungen von Bartholomeycik et. al (2006) sowie auf den 18jährigen Berufserfahrungen des Autors, es besteht kein Anspruch auf Vollständigkeit. Es wird versucht dieses Problem durch das Konzept des lernenden Curriculums zu lösen, eine Praxiserprobung ist derzeit noch ausständig. Wie Rogalsky (2010) zeigt, können durch die Erprobung des Curriculums eine Vielzahl von Veränderungen im Curriculum erforderlich werden (Rogalsky, 2010, S. 139), was durchaus in der Absicht der vorliegenden Arbeit liegt.

10. Literatur

Alheit, P., Felden, v. H., Hrsg., 2009: Lebenslanges Lernen und erziehungswissenschaftliche Biographieforschung, Konzepte und Forschung im europäischen Diskurs, Verlag für Sozialwissenschaften, Wiesbaden.

Bader, R., 2001: Entwickeln von Rahmenlehrplänen nach dem Lernfeldkonzept in: Müller, M., Zöller, A., Hrsg, 2001: Arbeitshilfe für Rahmenlehrplanausschüsse, Staatsinstitut für Schulpädagogik und Bildungsforschung, München, S. 17 – 28.

Bartholomeycik, S., Halek, M., 2009: Assessmentinstrumente in der Pflege, Möglichkeiten und Grenzen, 2., aktualisierte Auflage, Schlütersche Verlagsgesellschaft, Hannover.

Bartholomeycik et al., 2006: Rahmenempfehlungen zum Umgang mit herausforderndem Verhalten bei Menschen mit Demenz in der stationären Altenhilfe, Witten.

Becker, W., Meifort, B., 2006: Berufliche Bildung für Gesundheitsberufe: Arbeitsprozessorientierte Curriculumsentwicklung als Weg aus der Qualifikationsnische in: Pätzold, G., Rauner, F., Herausgeber, 2006: Zeitschrift für Berufs- und Wirtschaftspädagogik, Qualifikationsforschung und Curriculumsentwicklung, Franz Steiner Verlag, Stuttgart.

Behrens, J., Langer, G., 2006: Evidence- based nursing and caring, interpretativ-hermeneutische und statistische Methoden für tägliche Pflegeentscheidungen, vertrauensbildende Entzauberung der Wissenschaft, 2. vollständig überarbeitete und ergänzte Auflage, Huber Verlag, Bern.

Bericht des Fachhochschulrates 2009: FHR-Jahresbericht 2009, Gemäß § 6 Abs 2 Z 7 FHStG, BGBl. Nr. 1993/340 idgf, Beschluss des FHR vom 8.10.2010, online unter http://www.parlament.gv.at/PAKT/VHG/XXIV/III/III_00201/imfname_203742.pdf, [Zugriff am 10.12.2011].

BGBl. II Nr. 179/1999: Verordnung der Bundesministerin für Arbeit, Gesundheit und Soziales über die Ausbildung im gehobenen Dienst für Gesundheits- und Krankenpflege (Gesundheits- und Krankenpflege-Ausbildungsverordnung – GuK-AV), Wien.

BGBl. Nr. 371/1999: Verordnung der Bundesministerin für Arbeit, Gesundheit und Soziales über die Ausbildung in der Pflegehilfe (Pflegehilfe-Ausbildungsverordnung Pflh-AV), Wien.

BGBl. I Nr. 108/1997: Bundesgesetz über Gesundheits- und Krankenpflegeberufe (GuKG), Wien.

BGBl. II Nr. 453/2006: Verordnung der Bundesministerin für Gesundheit und Frauen über Weiterbildungen für Gesundheits- und Krankenpflegeberufe (Gesundheits- und Krankenpflege-Weiterbildungsverordnung-GuK-WV), Wien.

BGBl. II Nr. 200/2008: FH-Gesundheits- und Krankenpflege-Ausbildungsverordnung – FH-GuK-AV, Wien.

Bischoff-Wanner, C., 2004: Der Lernfeldansatz. Eine Handreichung für Schulen für Pflegeberufe, Esslingen.
Online unter www.lernfeldtage.de/lernfeldtage/materialien/BISCHOFF2004.pdf, [Zugriff am 15.10.2011]

BLK, 2003: Abschlussbericht, BLK-Modellversuch „Neue Unterrichtskulturen und Lernkonzepte durch berufliches Lernen in Lernfeldern", NELE, München und Wiesbaden.
Online unter
http://www.isb.bayern.de/isb/download.aspx?DownloadFileID=31500e0f31ad18416ab7ac2319b5215c, [Zugriff am 09.09.2011]

Brause et al., 2010: Gesundheitsförderung in der Langzeitversorgung-Ein Blick auf die professionellen Pflegekräfte in der Altenpflege, Arbeitspapier der Universität Bielefeld in Kooperation mit dem Ludwig Boltzmann Institut. Online unter www.uni-bielefeld.de/gesundhw/ag6/downloads/ipw-144.pdf, [Zugriff am 10.02.2012]

Bundesministerium für Familie, Senioren, Frauen und Jugend, 2008: Pflegeausbildung in Bewegung, Ein Modellvorhaben zur Weiterentwicklung der Pflegeberufe, Schlussbericht der wissenschaftlichen Begleitung. Eigenverlag, Berlin.

Bund-Länder-Kommission für Bildungsplanung und Forschungsförderung (BLK), 2004: Neue Lernkonzepte in der dualen Berufsausbildung. Abschlussbericht des Programmträgers zum BLK-Programm, Bonn. Online unter www.blk-bonn.de/papers/Heft113.pdf, [Zugriff am 09.09.2011]

Das Bertelsmann Lexikon, 1998: Verlagshaus Stuttgart GmbH, Stuttgart.

Competence Center für integrierte Versorgung (CCIV), 2009a: Erster österreichischer Demenzbericht, Teil 1: Analyse zur Versorgungssituation durch das CC integrierte Versorgung der österreichischen Sozialversicherung, Wien.
Online unter www.wgkk.at/mediaDB/539709_Demenzbericht.pdf , [Zugriff am 05.01.2012]

Competence Center für integrierte Versorgung (CCIV), 2009b: Erster österreichischer Demenzbericht, Teil 2: Gesundheitsökonomische Aspekte der Demenz, Wien.
Online unter www.wgkk.at/mediaDB/539709_Demenzbericht.pdf , [Zugriff am 05.01.2012]

Competence Center für integrierte Versorgung (CCIV), 2009c: Erster österreichischer Demenzbericht, Teil 3: Unterstützungsangebote und Projektdarstellungen zur integrierten Versorgung für demenzkranke Menschen, Wien.
Online unter www.wgkk.at/mediaDB/539709_Demenzbericht.pdf , [Zugriff am 05.01.2012]

Deutsche Gesellschaft für Psychiatrie, Psychotherapie und Nervenheilkunde (DGPPN), Deutsche Gesellschaft für Neurologie (DGN), 2009: S3-Leitlinie „Demenzen", Rheinische Friedrich-Wilhelms-Universität Bonn. Online unter www.dggpp.de/documents/s3-leitlinie-demenz-kf.pdf, [Zugriff am 20.12.2011]

Deutsches Institut für Erwachsenenbildung (DIE), 2005: Lernwiderstand – Lernumgebung – Lernberatung. Empirische Fundierungen zum selbstgesteuerten Lernen. Bertelsmann Verlag, Bielefeld. Online unter http://www.die-bonn.de/doks/faulstich0504.pdf, [Zugriff am 10.12.2011]

Erpenbeck, J., Rosenstiel, L.v., Hrsg., 2003: Handbuch Kompetenzmessung, Erkennen, verstehen von Kompetenzen in der betrieblichen, pädagogischen und psychologischen Praxis, Schäffer-Poeschel Verlag, Stuttgart.

Ertl, H., Sloane, P.F.E., 2006: Curriculare Entwicklungsarbeiten zwischen Lernfeld und Funktionsfeld in: Pätzold, G., Rauner, F., 2006: Zeitschrift für Berufs- und Wirtschaftspädagogik, Qualifikationsforschung und Curriculumsentwicklung, Franz Steiner Verlag, Stuttgart, S. 117 – 127.

Europäische Parlament und Rat, 2008: Empfehlung des Europäischen Parlamentes und des Rates vom 23. April 2008 zur Einrichtung des Europäischen Qualifikationsrahmens für lebenslanges Lernen, Straßburg.

Europäisches Parlament und Rat, 2005: Richtlinie 2005/36/EG über die Anerkennung von Berufsqualifikationen, Brüssel.

Falk, J., Kerres, A., 2006: Lernfelder in der Pflegeausbildung, Leitfaden zur handlungsorientierten Unterrichtsgestaltung, Juventa Verlag, Wernheim, München.

Falk, J., 2010: Methoden selbst gesteuerten Lernens für Gesundheits- und Pflegeberufe, Lern- und Arbeitsbuch zur Methodenkompetenz, Juventa Verlag, Wernheim, München.

Fischer, M., 2006: Arbeitsprozesswissen als zentraler Gegenstand einer domänenspezifischen Qualifikations- und Curriculumsforschung in: : Pätzold, G., Rauner, F., 2006: Zeitschrift für Berufs- und Wirtschaftspädagogik, Qualifikationsforschung und Curriculumsentwicklung, Franz Steiner Verlag, Stuttgart, S. 75-93.

Gesundheit Österreich GmbH-Geschäftsbereich ÖBIG, 2007: Österreichischer Pflegebericht 2007, Wien.

Gesundheit Österreich GmbH-Geschäftsbereich ÖBIG, 2008: Demenzhandbuch, Wien.

Greb, U., Hoops, W., (Hrsg), 2008: „Demenz" – jenseits der Diagnose, pflegedidaktische Interpretation und Unterrichtssetting. Mabuse Verlag, Frankfurt am Main.

Herzberg, H., Truschkat, I., 2009: Lebenslanges Lernen und Kompetenz: Chancen und Risiken der Verknüpfung zweier Diskursstränge in: Alheit, P., Felden, v.H., Hrsg., 2009: Lebenslanges Lernen und erziehungswissenschaftliche Biographieforschung, Konzepte und Forschung im europäischen Diskurs, Verlag für Sozialwissenschaften, Wiesbaden, S. 111 – 126.

Hofmarcher, M., Rack, M., 2006: Gesundheitssysteme im Wandel, Österreich, Medizinisch wissenschaftliche Verlagsgesellschaft, Kopenhagen.

Höhmann, U., 2011: Ja die Freiheit ist vielleicht im Geist da – aber nicht in der Praxis. Dilemmata der Qualitätsentwicklung in der stationären Altenpflege – Akademisch ausgebildete Pflegekräfte: ein Beitrag zur Lösung? In: Käppeli, S., (Herausgeberin) 2011: Pflegewissenschaft in der Praxis,. Eine kritische Reflexion, Verlag Hans Huber, S. 107-125, Bern.

Höwler, E., 2007: Interaktionen zwischen Pflegenden und Personen mit Demenz. Ein pflegedidaktisches Konzept für Ausbildung und Praxis, Kohlhammer Druckerei, Stuttgart.

Höwler, E., 2011: Biografie und Demenz. Grundlagen und Konsequenzen im Umgang mit herausforderndem Verhalten, Kohlhammer Druckerei, Stuttgart.

Huisinga, R., Buchmann, U., 2006: Zur empirischen Begründbarkeit von Lernfeldern und zur gesellschaftlichen Vermittlungsfunktion von Lehrplänen in: Pätzold, G., Rauner, F., 2006: Zeitschrift für Berufs- und Wirtschaftspädagogik, Qualifikationsforschung und Curriculumsentwicklung, Franz Steiner Verlag, Stuttgart, S. 29-39.

Institut für Qualität und Wirtschaftlichkeit im Gesundheitswesen (IQWiG), 2009: Nichtmedikamentöse Behandlung der Alzheimer Demenz, Abschlussbericht, Köln.

Jenull et al., 2008: Burnout und Coping in der stationären Altenpflege. Ein regionaler Vergleich an examinierten Pflegekräften in: Pflege. Die wissenschaftliche Zeitschrift für Pflegeberufe 2008, 21. Jahrgang, Hans Huber Verlag, Bern, S. 16-24.

Käppeli, S., 2011: Pflegewissenschaft in der Praxis,. Eine kritische Reflexion, Verlag Hans Huber, Bern.

Kooperationsverbund niedersächsischer Krankenpflegeschulen (Hg.), 2006: Das schulische und praktische Curriculum für die Berufsausbildung in der Gesundheits- und Krankenpflege, Mabuse Verlag, Frankfurt am Main.

Köther, I., Hrsg., 2007: Thiemes Altenpflege, Altenpflege professionell, 2. Auflage, Thieme Verlag, Stuttgart-New York.

Kraijic, K., Cichocki, M., Wagreich, T., 2011: Förderbar, Gesundheitsförderung in der Altenbetreuung ist noch ein wenig entwickeltes Handlungsfeld. Eine nachhaltige Steuerung, Qualitätssicherung und –entwicklung scheint sogar noch komplizierter als im Gesundheitsbereich in: Das österreichische Gesundheitswesen – ÖKZ, 52. Jahrgang, 2011, Heft 04, Schaffer Verlag, S. 30-31. Online unter http://www.schaffler-verlag.com/gw/akt_ausgabe.php?nr=86, [Zugiff am 16.02.2012]

Krohwinkel, M., 2008: Rehabilitierende Prozesspflege am Beispiel von Apoplexiekranken. Fördernde Prozesspflege als System. Mit einem Geleitwort von Prof. Dr. Ruth Schröck, 3., durchgesehene Auflage, Hans Huber Verlag, Bern.

Kultusministerkonferenz, 2007: Handreichung für die Erarbeitung von Rahmenlehrplänen der Kultusministerkonferenz für den berufsbezogenen Unterricht in der Berufsschule und ihre Abstimmung mit Ausbildungsordnungen des Bundes für anerkannte Ausbildungsberufe, Bonn.

Kultusministerkonferenz, 2011: Handreichung für die Erarbeitung von Rahmenlehrplänen der Kultusministerkonferenz für den berufsbezogenen Unterricht in der Berufsschule und ihre Abstimmung mit Ausbildungsordnungen des Bundes für anerkannte Ausbildungsberufe, Berlin.

Löcherbach et al., 2010: Evaluationsstudie zur Patientenbegleitung der Bosch BKK, Abschlussbericht, KFH-Mainz, Eigendruck.

Meyer, H., 2010: Unterrichts-Methoden II: Praxisband. 15. Auflage, Cornelsen Verlag, Berlin

Mulder, M., 2007: Kompetenz-Die Bedeutung und Verwendung des Begriffs in der beruflichen Erstausbildung und Weiterbildung in: Europäische Zeitschrift für Berufsbildung, Nr. 40, 2007/1, online unter http://www.cedefop.europa.eu/etv/Upload/Information_resources/Bookshop/468/40_de_mulder.pdf, [Zugriff am 30.12.2011].

Müller, M., Zöller, A., Hrsg., 2001: Arbeitshilfe für Rahmenlehrplanausschüsse, Staatsinstitut für Schulpädagogik und Bildungsforschung, München. Online verfügbar unter http://www.isb.bayern.de/isb/index.asp?MNav=0&QNav=7&TNav=1&INav=0&Proj=96, [Zugriff am 31.12.2011].

Müller-Staub, M., 2010: Geführte klinische Entscheidungsfindung zur Einführung von Pflegediagnosen, eine clusterrandomisierte Studie in: Pflegewissenschaft, Fachzeitschrift für Wissenschaft und Pflege Ausgabe 04/10, S. 233-240, Hungen.

Oelke, U., Menke, M., 2005: Gemeinsame Pflegeausbildung. Modellversuch und Curriculum für die theoretische Ausbildung in der Alten-, Kranken- und Kinderkrankenpflege, 2. korrigierte und erweiterte Auflage, Huber Verlag, Bern-Göttingen-Toronto-Seattle.

Österreichische Alzheimer Gesellschaft, 2010: Konsensusstatement 2010, Sonderdruck der Neuropsychiatrie, Band 24, Nr. 02/2010, S. 67-87, Wien.

Österreichisches Bundesinstitut für das Gesundheitswesen (ÖBIG), 2003: Offenes Curriculum, Allgemeine Gesundheits- und Krankenpflege, im Auftrag des Bundesministeriums für Gesundheit und Frauen, Wien.

Österreichisches Bundesinstitut für das Gesundheitswesen (ÖBIG), 2006: Österreichischer Pflegebericht, im Auftrag des Bundesministeriums für Gesundheit und Frauen, Wien.

Österreichisches Bundesinstitut für das Gesundheitswesen (ÖBIG), 2010: Arbeitshilfe für die Pflegedokumentation 2010, im Auftrag des Bundesministeriums für Gesundheit, Wien.

Österreichisches Bundesinstitut für das Gesundheitswesen (ÖBIG), 2011: Bildungslandschaft der Gesundheits- und Krankenpflegeberufe-Reformansätze, Wien.

Österreichisches Bundesinstitut für das Gesundheitswesen (ÖBIG), 2008: Demenzhandbuch, Im Auftrag des Bundesministeriums für Soziales und Konsumentenschutz, Eigenverlag, Wien.

Pätzold, G., Rauner, F., Herausgeber, 2006: Zeitschrift für Berufs- und Wirtschaftspädagogik, Qualifikationsforschung und Curriculumsentwicklung, Franz Steiner Verlag, Stuttgart.

Pätzold, G., Rauner, F., 2006: Die empirische Fundierung der Curriculumsentwicklung-Annäherungen an einen vernachlässigten Forschungszusammenhang in: Pätzold, G., Rauner, F., Herausgeber, 2006: Zeitschrift für Berufs- und Wirtschaftspädagogik, Qualifikationsforschung und Curriculumsentwicklung, Franz Steiner Verlag, Stuttgart, S. 9-28.

Rappold, E., Rottenhofer, I., 2011: Qualifikationsmix in der Gesundheits- und Krankenpflege in Österreich-Staus Quo und Zukunft in: Käppeli, S., 2011: Pflegewissenschaft in der Praxis,. Eine kritische Reflexion, Verlag Hans Huber, Bern, S. 42-66.

Rauner, F., 1999: Entwicklungslogisch strukturierte berufliche Curricula. Vom Neuling zur reflektierten Meisterschaft in: Zeitschrift für Berufs- und Wirtschaftspädagogik 3/1999, S. 424-446, Marburg an der Lahn.

Reiber, K., 2010: Empirische Befunde zur Unterrichtskultur in der Pflegeausbildung in Bildungsforschung 1, 7. Jahrgang, 2010, Bad Reichenhall, S. 118-131.
Online unter www.dr-reiber.de/dokumente/Unterrichtskultur_Reiber.pdf, [Zugriff am 15.09.2011]

Robert Bosch Stiftung, 2001: Pflege neu denken. Zur Zukunft der Pflegeausbildung, Sonderdruck, Schattauer Verlag, Stuttgart-New York.

Rogalski et al., 2012: Zukunftschance Pflege - von der Professionalisierung zur Restrukturierung des Aufgabenfeldes in: Pflege. Die wissenschaftliche Zeitschrift für Pflegeberufe 2012, Heft 1, 25. Jahrgang, Hans Huber Verlag, Bern, S. .

Sander, K., 2005: Biografieforschung und Pflege in: Schneider, K., Brinker-Meyendriesch, E., Schneider, A., 2005: Pflegepädagogik für Studium und Praxis, 2. Auflage, Springer Verlag, Heidelberg, S. 37-58.

Schewior-Popp, S., 2005: Lernsituationen planen und gestalten, Handlungsorientierter Unterricht im Lernfeldkontext, Georg Thieme Verlag KG, Stuttgart.

Schmidt et al., 2010: Konsensusstatement „Demenz 2010" der Österreichischen Alzheimer Gesellschaft in: Neuropsychiatrie, Band 24, Nr. 2/2010, S. 67-87.

Schneider, K., 2005: Orientierungshilfen für die Einführung von Handlungsorientierung in: Schneider, K., Brinker-Meyendriesch, E., Schneider, A., 2005: Pflegepädagogik für Studium und Praxis, 2. Auflage, Springer Verlag, Heidelberg, S. 115-146.

Schüßler, I., 2004: Lernwirkung neuer Lernformen, Arbeitsgemeinschaft Betriebliche Weiterbildungsforschung e. V., Berlin.
Online unter www.abwf.de/content/main/publik/materialien/materialien55.pdf, [Zugriff am 10.01.2012]

Sloane, P., 2001: Lernfelder als neue Struktureinheiten in: Müller, M., Zöller, A., Hrsg, 2001: Arbeitshilfe für Rahmenlehrplanausschüsse, Staatsinstitut für Schulpädagogik und Bildungsforschung, München, S. 8-16.

Statistik Austria, 2011: Jahrbuch der Gesundheitsstatistik 2011, Wien.

Tramm, T., 2011: Ist das Glas nun halbvoll oder halbleer? Ein Beitrag zur berufs- und wirtschaftspädagogischen Diskussion des Lernfeldkonzeptes als (späte) Antwort auf eine Fundamentalkritik von Holger Reinisch in: Wirtschaftspädagogik online bwp@, Ausgabe Nr. 20, Juni 2011, Hamburg, S. 1-22.

Verein MAS, 2006: Gesund länger leben, Bad Ischl.
Online unter www.fgoe.org/projektfoerderung/gefoerderte-projekte/.../669419, [Zugriff am 03.01.2012]

Vollstädt, W., 2009: Lehrpläne und Schulentwicklung: eine lehrplantheoretische Begründung der Wirkungen, Funktionen und Aufgaben staatlicher Lehrpläne in: Empfehlungen zur Weiterentwicklung des Hessischen Rahmenlehrplanes zur Altenpflegeausbildung, INBAS, Offenbach, S. 3-9.
Online unter http://www.altenpflegeausbildung-hessen.inbas.com/downloads.html, [Zugriff am 10.01.2012]

Wiesner, G., Wolter, A., Hrsg. 2005: Die lernende Gesellschaft. Lernkulturen und Kompetenzentwicklung in der Wissensgesellschaft, Juventa Verlag, Weinheim und München.

Zegelin, A., 2005: „Festgenagelt sein" – Der Prozess des Bettlägrigwerdens durch allmähliche Ortsfixierung in: Pflege. Die wissenschaftliche Zeitschrift für Pflegeberufe, Heft 18, 2005, Verlag Hans Huber, Bern, S. 281-288.

11. Anhang

11.1 Lernzielvereinbarung

Quelle: Falk 2010

Vereinbarung für die Weiterbildung „Pflege bei Demenz“	Datum:
TeilnehmerIn:	Moderator:
Was will ich erreichen:	
Dafür werde ich folgenden Einsatz bringen:	
Ich wünsche mir von der Lehrkraft:	

Evaluation am:	Mein Ziel stimmt überein:	
	Mein Ziel stimmt nicht überein	Warum:
Evaluation am:	Mein Ziel stimmt überein:	
	Mein Ziel stimmt nicht überein	Warum
Evaluation am:	Mein Ziel ist erreicht:	
	Mein Ziel ist nicht erreicht:	Warum:
Konsequenzen:		

11.2 Selbstkonzept beruflicher Kompetenz

Quelle: Erpenbeck/Rosenstiel, 2003

	Trifft völlig zu	Trifft überwiegend zu	Trifft eher zu	Trifft eher nicht zu	Trifft überwiegend nicht zu	Trifft gar nicht zu
Ich weiss, wie ich am besten vorgehe, um etwas Wichtiges auf Dauer zu lernen	o	o	o	o	o	o
Hin und wieder fällt es mir schwer, das Wesentliche einer Sache zu erkennen	o	o	o	o	o	o
Probleme zu durchdenken und Lösungen dafür zu suchen, ist nicht meine Stärke	o	o	o	o	o	o
Es fällt mir schwer, mich an zeitliche Pläne zu halten	o	o	o	o	o	o
Originelle Ideen zur Verbesserung meiner Arbeit habe ich selten	o	o	o	o	o	o
Wen ich vor einem Problem stehe oder etwas lernen muss, kann ich gut einschätzen, wie viel Zeit ich brauche um damit fertig zu werden	o	o	o	o	o	o
Manchmal fällt es mir schwer, neue Dinge in mein Wissen einzuordnen	o	o	o	o	o	o
Es fällt mir schwer, Arbeitsschritte zu planen und einzuteilen	o	o	o	o	o	o
In Situationen mit vielen neuen Informationen ordne ich diese nach übergeordneten Gesichtspunkten	o	o	o	o	o	o
Wenn ich in einer Problemsituation etwas tue, überprüfe ich öfter was ich bisher erreicht habe	o	o	o	o	o	o
Ich versuche, Prinzipien und Regeln auf neue Sachverhalte zu übertragen	o	o	o	o	o	o
Wenn ich vor einem Problem stehe, denke ich erst genau nach bevor ich etwas tue	o	o	o	o	o	o
Nach einer abgeschlossenen Arbeit vergleiche ich mein Ergebnis mit dem was ich erwartet habe	o	o	o	o	o	o
Ich prüfe im Nachhinein mein Vorgehen in einer Problemsituation, um meine Strategie zu verbessern	o	o	o	o	o	o
Wenn ich etwas lerne, überlege ich, ob mir das auch in anderen Situationen nützen kann	o	o	o	o	o	o

	Trifft völlig zu	Trifft überwiegend zu	Trifft eher zu	Trifft eher nicht zu	Trifft überwiegend nicht zu	Trifft gar nicht zu
Ich weiss, wie ich in schwierigen Situationen meinen Blickwinkel ändern kann	o	o	o	o	o	o
Meine Erfahrungen oder Überlegungen schreibe ich auf oder fasse sie in Skizzen oder Tabellen zusammen	o	o	o	o	o	o
In schwierigen Situationen schreibe ich mir eine Plan, um eine Übersicht über anfallende Arbeiten zu haben	o	o	o	o	o	o
Ich lerne um mehr Verantwortung zu übernehmen	o	o	o	o	o	o
Ich lerne um mehr Geld zu verdienen	o	o	o	o	o	o
Ich lerne um mehr Anerkennung zu erhalten	o	o	o	o	o	o
Ich lerne um bessere Aufstiegschancen zu haben	o	o	o	o	o	o
Ich lerne um mich selbstständig zu machen	o	o	o	o	o	o
Ich lerne um neue Aufgaben übernehmen zu können	o	o	o	o	o	o
Andere Absicht:						
Um für meine Arbeit zu lernen tue ich folgendes:						
Ich nutze Bücher, Anleitungen und Ähnliches	o	o	o	o	o	o
Ich frage meine KollegInnen	o	o	o	o	o	o
Ich zeige und erkläre das was zu lernen ist anderen	o	o	o	o	o	o
Ich orientiere mich, überlege und probiere es aus	o	o	o	o	o	o
Ich schaue bei anderen zu	o	o	o	o	o	o
Ich erstelle mir Hilfsmittel für meine Arbeit (Aufzeichnungen, Zeichnungen, Skizzen u.ä.)	o	o	o	o	o	o
Ich tausche mich mit anderen aus	o	o	o	o	o	o
Ich tue in der Freizeit etwas für die Arbeit	o	o	o	o	o	o
Anderes, und zwar:						

	Trifft völlig zu	Trifft überwiegend zu	Trifft eher zu	Trifft eher nicht zu
In den nächsten fünf Jahren strebe ich eine Arbeit an, in der ich ……	Trifft völlig zu	Trifft eher zu	Trifft eher nicht zu	Trifft gar nicht zu
Die Reihenfolge der Arbeitsschritte selbst bestimmen kann	o	o	o	o
Ich die Möglichkeit habe, an der Erarbeitung neuer Lösungen teilzunehmen	o	o	o	o
Beeinflussen kann, welche Arbeit mir zugeteilt werden kann	o	o	o	o
Andere mir sagen, ob sie mit meiner Arbeit zufrieden oder unzufrieden sind	o	o	o	o
planen muss, was ich tue und wann	o	o	o	o
mein Arbeitstempo selbst bestimmen kann	o	o	o	o
Sehe, was mit meinen Ergebnissen nachher passiert	o	o	o	o
Nicht nur ausführe, sondern selbst plane, koordiniere und überprüfe	o	o	o	o
Weiss, wie die Arbeit in meiner Organisation abläuft	o	o	o	o
Die Möglichkeit habe, mir selbst immer wieder neue Aufgaben zu suchen	o	o	o	o
Eine enge Zusammenarbeit mit KollegInnen erforderlich ist	o	o	o	o
Risikoentscheidungen zu treffen habe, wobei die Folgen für mich unsicher sind	o	o	o	o
Wenn mir bei der Arbeit fwehler passieren, die Möglichkeit habe, diese zu beheben	o	o	o	o
Bescheid weiss, was die KollegInnen tun	o	o	o	o
Von mir vielfältige Fähigkeiten und Fertigkeiten gefordert werden	o	o	o	o
Insgesamt gesehen häufig wechselnde, unterschiedliche Aufgaben habe	o	o	o	o
Mir meine Arbeit selbstständig einteilen kann	o	o	o	o
Selber am Ergebnis sehe, ob meine Arbeit gut war oder nicht	o	o	o	o
Auch darüber im Bild bin, was in anderen Institutionen getan wird	o	o	o	o
Viele selbstständige Entscheidungen treffen muss	o	o	o	o
Zur Erfüllung meiner Arbeitsaufgabe gemeinsam mit meinen KollegInnen solche Probleme zu lösen habe, bei denen die Beteiligten unterschiedliche Standpunkte haben	o	o	o	o
Immer wieder Neues dazulernen kann	o	o	o	o
Das, was ich in der Arbeit gelernt habe, immer wieder gebrauchen kann	o	o	o	o

11.3 Studienbeurteilung

Quelle: www.medizin.uni-halle.de/pflegewissenschaft/ebn [Zugriff am 12.01.2012]

Beurteilung einer Diagnosestudie

Quelle: ....

Forschungsfrage: ....

<table>
<tr><th colspan="2">Glaubwürdigkeit</th></tr>
<tr><td>Wurde der neue Test mit einem validierten Goldstandard verglichen?</td><td>Ist der Goldstandard anerkannt und sicher?</td></tr>
<tr><td>Waren die Teilnehmer, das Personal und die Untersucher verblindet?</td><td>Wenn nein: Wäre eine Verblindung möglich und ethisch vertretbar gewesen?</td></tr>
<tr><td>Waren die untersuchten Pflegebedürftigen beispielhaft für diejenigen, auf die der Test später angewandt werden soll?</td><td>milde und schwere Erkrankung, behandelt und unbehandelt, häufige Begleiterkrankungen?</td></tr>
<tr><td>Hatte das Ergebnis des neuen Tests einen Einfluss auf die Entscheidung, den Goldstandard zum Vergleich durchzuführen?</td><td>Beide Tests an allen Pflegebebedürftigen?</td></tr>
<tr><td>Sind die Testmethoden ausreichend genau beschrieben worden, um den Test in der Praxis zu wiederholen?</td><td>genaue Anwendung, Interpretation der Ergebnisse</td></tr>
<tr><td>Wurde genau und sinnvoll definiert, was »normal« ist und was krankhaft?</td><td></td></tr>
<tr><th colspan="2">Aussagekraft</th></tr>
<tr><td>Sind alle nötigen Kenngrößen genannt oder Angaben gemacht worden, um sie selbst auszurechnen?</td><td>
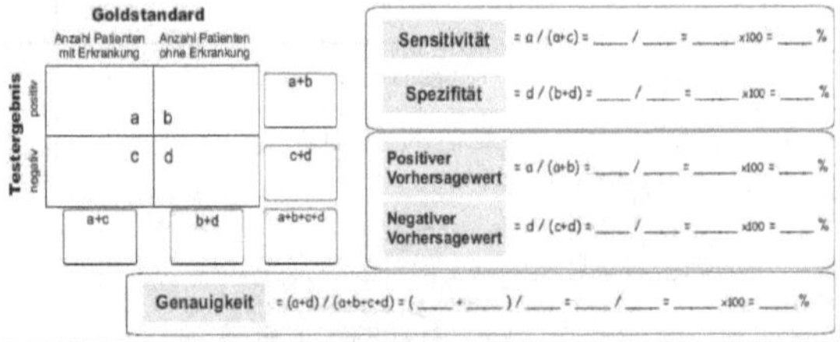

</td></tr>
<tr><td>Ist der Test überhaupt für mich durchführbar?</td><td>Ressourcen?</td></tr>
<tr><td>Sind die Ergebnisse auf meine Pflegebedürftigen übertragbar?</td><td>ähnliche Pflegebedürftige, ähnliche Umgebung?</td></tr>
<tr><td>Ist der Nutzen die möglichen Risiken und Kosten wert?</td><td></td></tr>
<tr><td colspan="2">Benotung der Glaubwürdigkeit (BiasVermeidung): 1 – 2 – 3 – 4 – 5 – 6</td></tr>
</table>

Beurteilung einer Interventionsstudie

Quelle: ....

Forschungsfrage: ....

Glaubwürdigkeit	
Wie wurden die Teilnehmer rekrutiert und den Untersuchungsgruppen zugeteilt?	*Randomisierung? wie?*
Wie viele Patienten, die anfangs in die Studie aufgenommen wurden, waren am Ende noch dabei?	*Wurden die Ausfallraten begründet, z. B. Umzug, Tod, Verletzung des Protokolls? Followup > 80%?*
Waren die Teilnehmer, das Personal und die Untersucher verblindet?	*Wenn nein: wäre eine Verblindung möglich und ethisch vertretbar gewesen?*
Waren die Untersuchungsgruppen zu Beginn der Studie ähnlich?	*Geschlecht, Alter, Krankheitsstadium, Bildung, Beruf? Keine signifikanten Unterschiede?*
Wurden die Untersuchungsgruppen – abgesehen von der Intervention – gleich behandelt?	*Unwahrscheinlich, dass andere Faktoren die Ergebnisse beeinflusst haben?*
Wurden alle Teilnehmer in der per Randomisierung zugeteilten Gruppe bewertet?	*Wechselte kein Teilnehmer die Gruppe*
War die Größe der Stichprobe ausreichend gewählt, um einen Effekt nachweisen zu können?	*Power?*
Stehen die Ergebnisse im Einklang mit anderen Untersuchungen auf diesem Gebiet?	
Aussagekraft	
Wie ausgeprägt war der Behandlungseffekt?	*Relative RisikoReduktion, Absolute RisikoReduktion? NumberNeededToTreat?*
Sind die unterschiedlichen Ergebnisse nicht nur auf einen Zufall zurückzuführen?	*pWert?*
Wie präzise sind die Ergebnisse?	*Konfidenzintervalle?*
Anwendbarkeit	
Sind die Ergebnisse auf meine Patienten übertragbar?	*Ähnliche Patienten, ähnliche Umgebung?*
Wurden alle für mich wichtigen Ergebnisse betrachtet?	*Nebenwirkungen? Compliance?*
Ist der Nutzen die möglichen Risiken und Kosten wert?	*Kostenanalyse?*
Benotung der Glaubwürdigkeit (BiasVermeidung): 1 – 2 – 3 – 4 – 5 – 6	

Beurteilung einer systematischen Übersichtsarbeit Meta-Analyse

Quelle: ....

Forschungsfrage: ....

Glaubwürdigkeit	
Wurde eine präzise Fragestellung untersucht?	*Klar formuliert? Genug eingegrenzt? Bereits im Titel genannt?*
Waren die Einschlusskriterien für die Auswahl der Studien angemessen?	*Welche Kriterien? Welche Studiendesigns?*
Ist es unwahrscheinlich, dass relevante Studien übersehen wurden?	*Welche Datenbanken wurden genutzt? Handsuche? Befragung von Experten?*
Wurde die Glaubwürdigkeit der verwendeten Studien mit geeigneten Kriterien eingeschätzt?	*Welche Kriterien: Randomisierung, Verblindung, Followup?*
Ist die Beurteilung der verwendeten Studien nachvollziehbar?	*Quellen angegeben?*
Stimmten die Forscher bei der Bewertung der Studien überein?	*Mehrere Personen? Grad der Übereinstimmung (_)?*
Waren die Studien ähnlich?	*Patienten, Intervention, Ergebnismaß, Studiendesign? Heterogenitätstest (_2)?*
Aussagekraft	
Was sind die Ergebnisse?	*Odds ratio? Relatives Risiko? MittelwertDifferenz?*
Wie präzise sind die Ergebnisse?	*Konfidenzintervalle? Studien gewichtet?*
Anwendbarkeit	
Sind die Ergebnisse auf meine Patienten übertragbar?	*Ähnliche Patienten, ähnliche Umgebung?*
Wurden alle für mich wichtigen Ergebnisse betrachtet?	*Nebenwirkungen? Compliance?*
Ist der Nutzen die möglichen Risiken und Kosten wert?	*Kostenanalyse? NumberNeededToTreat*
Benotung der Glaubwürdigkeit (BiasVermeidung): 1 – 2 – 3 – 4 – 5 – 6	

Beurteilung einer qualitativen Studie

Quelle: ....

Forschungsfrage: ....

Glaubwürdigkeit	
Wurde eine präzise Fragestellung untersucht?	*Forsdchungsthema im Umfeld diskutiert?n Ziele der Untersuchung definiert?*
Welches qualitative Design wurde mit welcher Begründung gewählt?	*Ethnografie, Grounded Theorie, Phänomenologie?*
Wurde eine Literaturrecherche durchgeführt?	*Zu welchem Zeitpunkt der Untersuchung? Begründung?*
Wurden die Teilnehmer passend zur Forschungsfrage ausgewählt und die Auswahl begründet?	*Wie erfolgte die Auswahl?*
Wurden die Teilnehmer, ihr Umfeld und die Forscher ausreichend beschrieben?	*Wie erfolgte die Auswahl??*
Wurde die Datensammlung detailliert beschrieben?	*Methode?*
Wie erfolgte die Analyse der Daten?	*Codes, Muster, Themen? Verstehende Hermeneutik?*
Erfolgte die Datensammlung bis zur Sättigung?	*Wenn nein? Warum nicht?*
Aussagekraft	
Sind die Ergebnisse ausführlich und nachvollziehbar?	*Prozess von der datensammlung hinzur Entwicklung von Themen transparent? Zitate?*
Wurden die Ergebnisse bestätigt?	*Konsens im Forscherteam? Validierung durch Teilnehmer?*
Anwendbarkeit	
Helfen mir die Ergebnisse der Studie, die untersuchten Personen in ihrer Umgebung besser zu verstehen?	*Ähnliche Patienten, ähnliche Umgebung?*
Gibt es konkrete Möglichkeiten der Anwendung?	*Nebenwirkungen? Compliance?*
Benotung der Glaubwürdigkeit (BiasVermeidung): 1 – 2 – 3 – 4 – 5 – 6	

FSC
www.fsc.org
MIX
Papier | Fördert gute Waldnutzung
FSC® C083411

Kolibri 360 GmbH
Ferdinand-Jühlke-Straße 7
99095 Erfurt, Deutschland
produktsicherheit@kolibri360.de

Druck:
CPI Druckdienstleistungen GmbH
im Auftrag der
Kolibri 360 GmbH
Ferdinand-Jühlke-Str. 7
99095 Erfurt